Kreutz / Verhoff

Forensische Anthropologie

AF531921

Die Autoren:

Kerstin Kreutz studierte von 1982 bis 1988 Anthropologie und Zoologie an der Georg-August-Universität Göttingen. Nach Abschluss ihrer Diplomarbeit 1989 am Anthropologischen Institut der Georg-August-Universität Göttingen war sie als wissenschaftliche Mitarbeiterin in der Arbeitsgruppe Paläopathologie am Zentrum Anatomie der Universität Göttingen tätig. Sie promovierte 1996 in den Fächern Anthropologie, Humanmedizin und Zoologie an der Justus-Liebig-Universität Gießen. Von 1989 bis 1994 war sie mit der Erstellung und Ausarbeitung des Datenbankprojektes „Paläodemographie" (DFG [Schu 396/6]) am Zentrum Anatomie der Universität Göttingen beschäftigt. Forschungsaufenthalte fanden in Italien und Jordanien statt. Seit 1998 ist sie wissenschaftliche Assistentin am Anthropologischen Institut der Justus-Liebig-Universität Gießen. Publikationen existieren auf den Gebieten Paläopathologie, Paläodemographie und Prähistorische und Forensische Anthropologie. Arbeitsgebiete und besondere Interessen sind die Forensische Anthropologie und Prähistorische Anthropologie. Sie ist Mitglied der Anthropologischen Gesellschaft, Palaeopathology Association und der American Association of Physical Anthropologists.

Marcel A. Verhoff studierte Humanmedizin in Gießen und legte 1998 das dritte Staatsexamen ab. Die Promotion erfolgte am Physiologischen Institut der Universität Gießen bei Herrn Prof. Dr. E. Heerd über das Thema „Moorbäder vermehren die epidermalen Langerhans-Zellen“ (Disputation 1999). 1998 und 1999 arbeitete er als „Arzt im Praktikum“ am Institut für Pathologie der Universitätsklinik Bergmannsheil in Bochum (Prof. Dr. K.-M. Müller) und am Westfälischen Zentrum für Psychiatrie Bochum, Universitätsklinik (Prof. Dr. Dr. T. Payk). In Bochum beschäftigte er sich v.a. mit Lungenveränderungen bei Eisenschweißern (Histologie, Histochemie, Rasterelektronenmikroskopie und energiedispersive Röntgenmikroanalyse) sowie mit morphologischen Befunden nach Exhumierungen. Seit dem 01.01.2000 ist er wissenschaftlicher Mitarbeiter am Institut für Rechtsmedizin in Gießen (Prof. Dr. G. Weiler). Die wissenschaftlichen Schwerpunkte sind neben Forensisch-osteologischen Themen Identifikation anhand von geringem Spurenmaterial (Single Cell Picking, mtDNA), Heteroplasmien der mtDNA in verschiedenen Organen und spezielle toxikologische Fragestellungen. Er ist Mitglied in der Deutschen Gesellschaft für Rechtsmedizin und im Berufsverband Deutscher Rechtsmediziner.

K. Kreutz und M. A. Verhoff

Forensische Anthropologie

Einführung in die Forensische Anthropologie -
unter besonderer Berücksichtigung
ausgewählter Fragestellungen der Forensischen Medizin
- mit praktischen Übungen

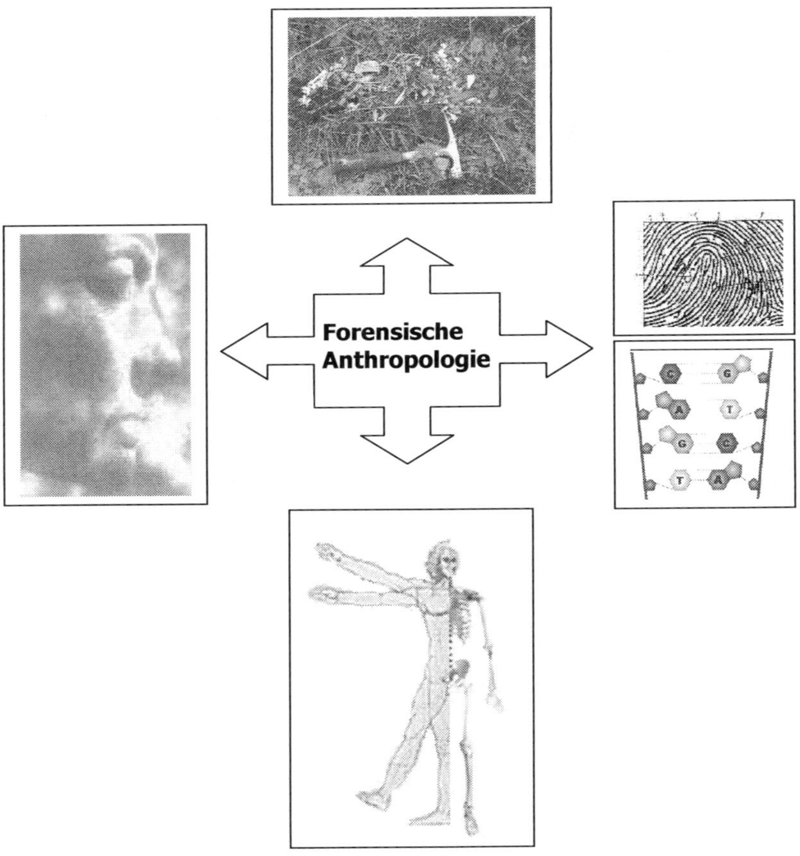

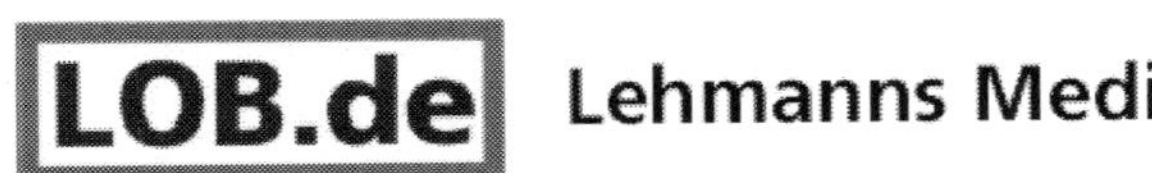

Dr. rer. nat. K. Kreutz
Anthropologisches Institut
der Justus-Liebig-Universität
Wartweg 49
35392 Gießen
Email: Kerstin.Kreutz@anthr.bio.uni-giessen.de

Dr. med. M. A. Verhoff
Institut für Rechtsmedizin
am Universitätsklinikum Gießen
Frankfurter Str. 58
35392 Gießen
Email: Marcel.A.Verhoff@forens.med.uni-giessen.de

ISBN: 3-936427-24-0

Die Deutsche Bibliothek – CIP Einheitsaufnahme
Kreutz, Kerstin: Forensische Anthropologie / K. Kreutz / M.A. Verhoff.
Lehmanns Media – LOB.de, 2002
ISBN: 3-936427-24-0

Die Wiedergabe von Gebrauchsnamen, Handelsnamen, Warenbezeichnungen usw. in diesem Werk berechtigt auch ohne besondere Kennzeichnung nicht zu der Annahme, dass solche Namen im Sinne der Warenzeichen- oder Markenschutz-Gesetzgebung als frei zu betrachten wären und daher von jedermann benutzt werden dürfen.

Das Werk ist urheberrechtlich geschützt. Jede Verwertung in anderen als den gesetzlich zugelassenen Fällen bedarf deshalb der vorherigen schriftlichen Genehmigung der Autoren.

Copyright © by
Dr. Kerstin Kreutz und Dr. Marcel A. Verhoff

Vorwort

Das vorliegende Buch richtet sich besonders an Studenten der Biologie, deren Interesse auch oder vor allem in der Anthropologie zu finden ist und an alle, die sich über Forensische Anthropologie informieren wollen.

Bei den Vorbereitungen eines Praktikums mit dem Thema „Forensische Anthropologie" wurde sehr schnell deutlich, dass es bislang keine zusammenhängenden Informationen gab, die begleitend angeboten werden konnten. Es fehlte eine Dokumentation, die alle wesentlichen Bereiche enthält, informiert und praktische Anleitungen zur Erarbeitung der Inhalte der Forensischen Anthropologie bietet.

Die Themen sind nach Interesse und aktuellen Bezügen ausgewählt worden. Sie reichen von den Grundlagen der Konstitutionstypologie bis hin zur Molekularbiologie mit der Beschreibung des genetischen Fingerabdrucks.

Die Forensische Anthropologie wird in zunehmendem Maße ihren Platz in der Lehre und den Forschungsbereichen der Anthropologie einnehmen und neue Arbeitsfelder erschließen können.

In der heutigen Zeit der Technisierung werden immer mehr Bild-, Sprach- oder Schriftdokumente von Menschen erstellt, archiviert und überprüft. Die Menschen werden an vielen Orten ihres Berufs- und Alltagslebens auf die unterschiedlichste Art detektiert und überwacht. Eine Unmenge an Daten wird dabei geschaffen, die früher oder später zur Bearbeitung und Identifizierung anstehen.

Die Identifikation von Menschen z.B. ist keine unbekannte und vor allem keine moderne Disziplin in der Anthropologie. Vor nicht allzu langer Zeit gehörten morphognostische Vaterschaftsanalysen zum festen Repertoire anthropologischer Arbeitsbereiche. Das Erkennen von Ähnlichkeiten und Übereinstimmungen von Gesichtsmerkmalen ist demnach ein integraler Bestandteil der Anthropologie.

Ein wichtiger Begründer der heute noch anzuwenden Techniken der vergleichenden Täter-Tatverdächtigen Analyse ist Alphonse Bertillon (1853 - 1914).

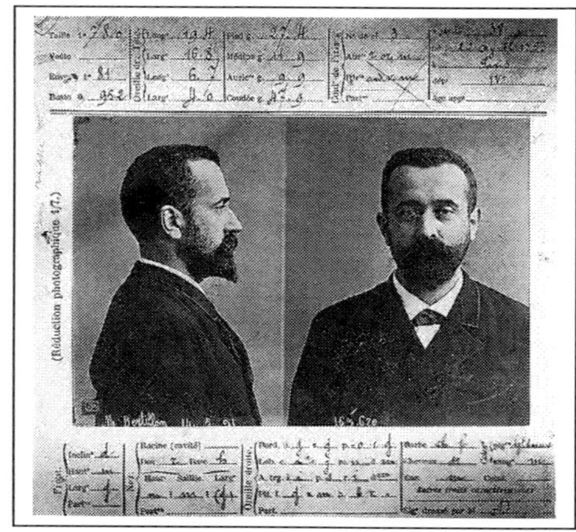

Bertillon, selbst, mit eigener Erfassungskarte
(http://www.discovery.com/stories/deadinventors/deadinventors.html)

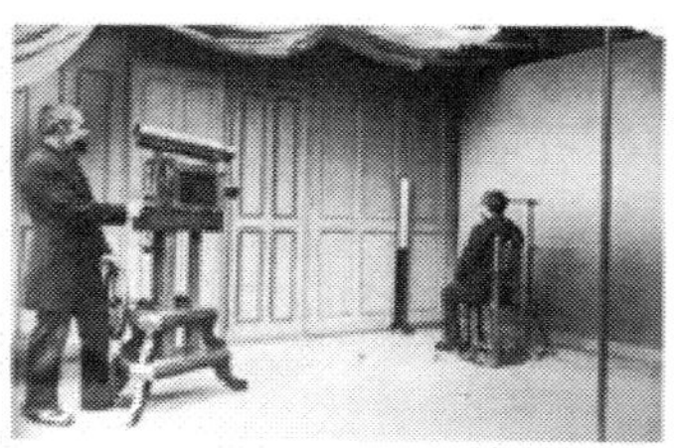

Beim Photographieren eines Verdächtigen (1883)

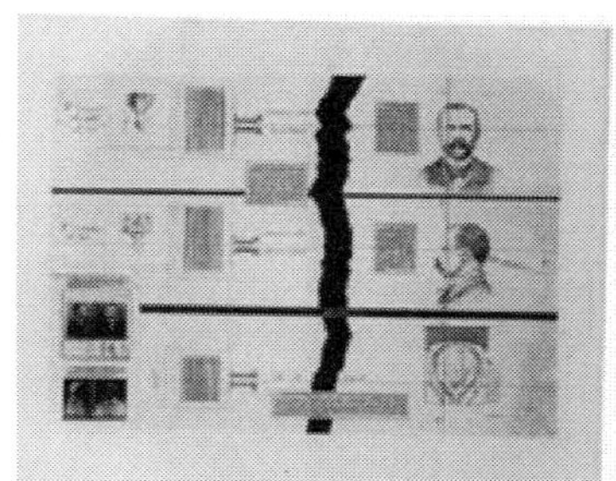

Bertillons Bogen zur Tätererfassung (1883)
(http://www.albany.edu/museum/wwwmuseum/criminal/burns/)

Mit Bertillions Untersuchungen und systematischen Erfassungen (1879-1882) ist in der Identifikation von Menschen mit bildtechnischen Verfahren und anthropometrischen Messungen ein wichtiger Schritt gegangen worden. Darauf basierend sind die Möglichkeiten und Anforderungen zur Identifikation von Menschen in allen anderen Disziplinen weiterentwickelt worden.

Heute steht die Biometrie, vor allem der genetische Fingerabdruck - im Zeitalter der Molekularbiologie - an erster Stelle bei der eindeutigen Zuweisung der Identität eines Menschen.

Gießen, im Oktober 2002

Kerstin Kreutz und Marcel A. Verhoff

Inhaltsverzeichnis

1. Einleitung

Anthropologische Untersuchungen und Möglichkeiten – von der Prähistorischen Anthropologie zur Forensischen Anthropologie

Die Anthropologie hat in den letzten Jahrzehnten einen wesentlichen wissenschaftlichen Wandel erfahren. Stand früher noch die ganzheitliche Betrachtung des Menschen im Vordergrund der Deskription und Kausalanalyse der Variabilität innerhalb der Hominiden, so wird heute der Genetik, der rein molekularbiologischen Betrachtung des Menschen, ein immer höherer Stellenwert beigemessen. Dahinter stehen aber immer noch andere wichtige Bereiche der Anthropologie, z.B. die Paläoanthropologie, die vom und über den Menschen in den verschiedenen Lebenszeiten und -räumen berichtet. Es ist für das Verständnis der Anthropologie grundlegend notwendig, eine Verknüpfung möglichst aller den Menschen betreffenden Forschungsbereiche herzustellen. Die Anthropologie wird an vielen, aber nicht allen Universitäten der Biologie zugeordnet.

Auf diesem Interesse basieren die Wissenschaftsbereiche der Anthropologie, die sich mit den mehr oder weniger vergänglichen Überresten eines Menschen beschäftigt und mit den Dingen, den Artefakten, die er geschaffen hat, mit denen er gelebt hat, seine Umwelt gestaltet und nutzbar gemacht hat (z.B. Paläoanthropologie und Paläopathologie). Es werden die Umwelteinflüsse untersucht, unter denen er gelebt hat, die ihn gleichermaßen verändert, angeregt und geformt haben, die Krankheiten unter denen er zu leiden hatte, im Besonderen die Zivilisationskrankheiten, deren Ätiologie und Epidemiologie zu erforschen sind.

In der Anthropologie finden sich Forschungsbereiche (z.B. Paläopathologie, Forensische Anthropologie und Forensische Osteologie), die mit geeigneten Techniken Skelette untersuchen, um Aussagen über einen bestimmten Menschen, das Individuum selbst, treffen zu können und darüber hinausgehend Rückschlüsse auf die gesamte Bevölkerung ziehen zu können. Im Vergleich zu den heute lebenden Menschen und den Faktoren, die ihr Leben bestimmen, können wichtige Informationen gefunden und direkt abgeleitet werden (z.B. Industrieanthropologie).

Das Ziel der prähistorischen Anthropologie z.B. ist es, das menschliche Leben der Vergangenheit zu rekonstruieren. Sie nutzt als Quellenmaterial Skelett- und Knochenfunde, zum Teil Leichenbrandreste, auch Mumien oder Moorleichen. Aus diesem Untersuchungsmaterial kann sie Aussagen gewinnen über den

Gesundheitszustand und das Alter der Menschen, über Ernährung, Hygiene, Wohnverhältnisse, Arbeitsbelastung und soziale Merkmale. Es gibt eine Vielzahl von Materialien vergangener Zeiten, die von Wissenschaftlern aus aller Welt untersucht werden. Im Vordergrund steht heute jedoch immer mehr die gerätetechnische Analyse des Objektes: die Beschaffenheit, Zusammensetzung, Funktionsweise und nicht zuletzt der Nutzen.

Werden die Reste von Tieren und im Speziellen von Menschen gefunden, dann werden die Fragen umfassender: welche Gestalt hatte das Lebewesen, wie hat es ausgesehen, von was hat es sich ernährt, unter welchen Umgebungsfaktoren hat das Wesen gelebt, welche Sozialstrukturen lagen vor.

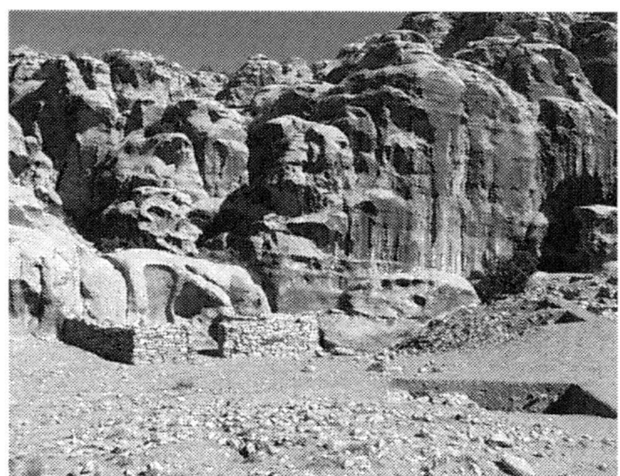

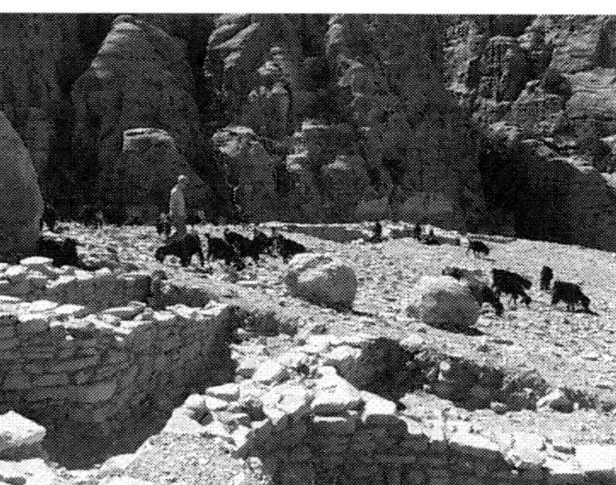

Abb. 1a und b: Steinzeitliche Siedlung und Begräbnisstätte auf einem Hochplateau in Jordanien

Bei den Menschen werden die Fragen durch differenzierte ökologisch-ökonomische Gegebenheiten noch komplexer.

Es sind Besonderheiten zu finden, die in der sonstigen Tierwelt nur in begrenztem Maße vorhanden sind und eindeutig mit der Manipulationsfähigkeit zusammenhängen, mit welcher der Mensch sich seine Umwelt gestaltet. Er erstellt Artefakte, die noch mehr Fragen aufwerfen, die aber zur Beantwortung der Frage, wie das tägliche Leben eines solchen Menschen ausgesehen hat, elementar sind oder sein können.

Interessant ist vor allem, wie die Menschen vergangener Zeiten gesiedelt (Abb. 1a u. b) und ihr Leben dokumentiert haben. Dokumente sind z.B. Bestattungsformen, die Gräberfelder mit den dort bestatteten Verstorbenen. Es sind die Skelette selbst, die die Lebensgewohnheiten vergangener Zeiten widerspiegeln.

Der Mensch gestaltet bis zu einem bestimmten Punkt seine Umwelt in zunehmendem Maße nach seinen Bedürfnissen um. Aber er hat natürlich auch in einer Wechselwirkung mit seiner Umwelt gestanden, Krankheiten, heute als Zivilisationskrankheiten bezeichnet, waren und sind die Folgen davon.

Zusammenfassend ergeben sich folgende Verknüpfungen:

Am und um das Skelett im Grab bzw. Gräberfeld herum finden sich Hinweise auf das alltägliche Leben eines individuellen Menschen mit seiner persönlichen Lebensgeschichte innerhalb einer Bevölkerung, einer sozialen Gemeinschaft im kulturellen, räumlichen (ökologisch-ökonomisch) Kontext, seiner Ernährung, seiner körperlichen Entwicklung, seinen Tätigkeiten, seinen Krankheiten, seinen Dies- und Jenseitsvorstellungen:

Kontext eines Gräberfeldes:

A Kulturell/Räumlich:

Sozialstatus: Habseligkeiten, Beigaben: Schmuck, Waffen, Gürtel usw.; Grabtiefe und Grabbreite.

Tätigkeit: Werkzeuge, skelettär sichtbare Marker: Streßmarker, funktioneller Muskeleinsatz.

Kultur/Tradition: Diesseits - Jenseitsvorstellung (Religion), Beigaben (Metall, Keramik, Holz usw.) und Sargeinbauten.

B Individueller Mensch – Lebensgeschichte

ethnische Herkunft: Schädelmaße, epigenetische Merkmale (Discreta).

Gesundheitsstatus, körperlicher Status:

Ernährungsrelevante Zeichen: Zahnabbrieb, Mangelerscheinungen: z.B. Transversale Schmelzhypoplasien an den Zähnen.

Krankheiten und Traumata: unmittelbar (am Knochen) oder mittelbar (durch Weichteilgeschehen mit knöcherner Reaktion): akute Traumata, Entzündungen im Allgemeinen wie z.B. Nasennebenhöhlenentzündungen, degenerative Veränderungen wie Arthrose und nicht degenerative Veränderungen wie Arthritis (Rheumatischer Formenkreis).

Die Skelettuntersuchung

Am Anfang der Bearbeitung steht die Sichtung des Materials, das Entfernen der Verpackung, die für den Transport und die Archivierung der Skelette gewählt wurde, und das sorgfältige und behutsame Säubern (Abb. 2a u. b; Kunter 1988).

Daraufhin folgt die Dokumentation des Fundmaterials und die Messung der Skelettanteile (Abb. 3 u. 4).

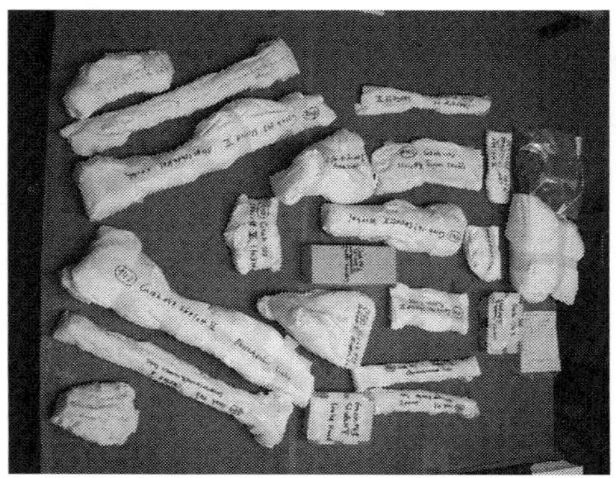

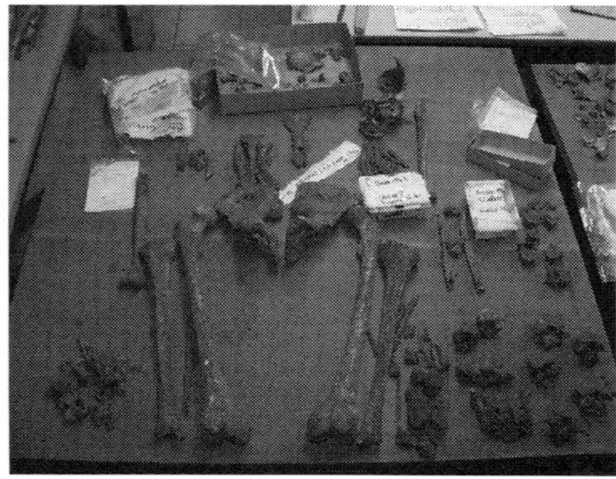

Abb. 2a und b: Ein individuell für den Transport und die Lagerung verpacktes Skelett; b: Das ausgepackte Skelett in anatomischer Lage zur weiteren Untersuchung

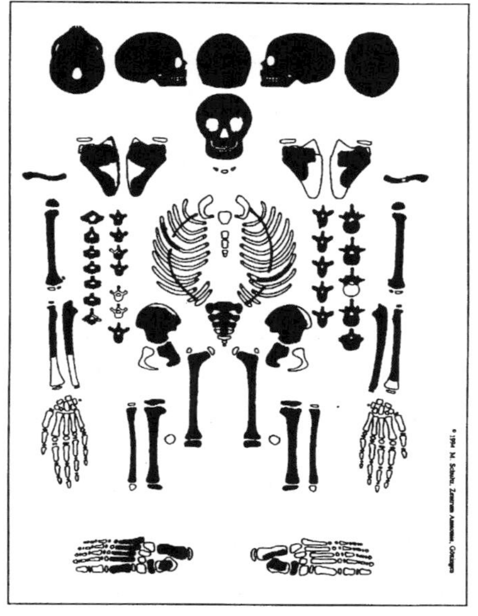

Abb. 3: Dokumentation eines Kinderskelettes

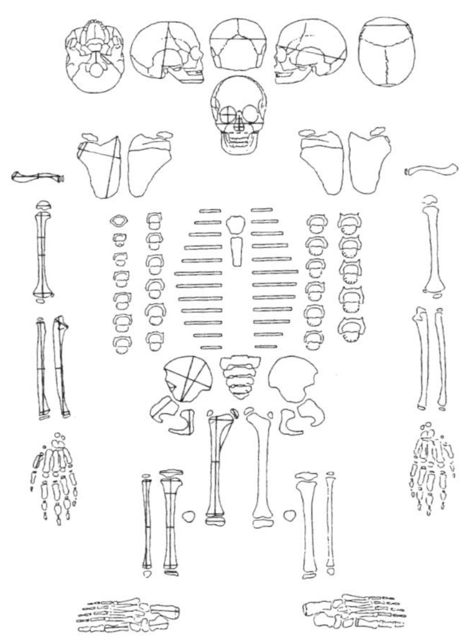

Abb. 4: Messstrecken am Skelett (Linien)

Danach werden die einzelnen Knochen untersucht, um auffällige Variationen und pathologische Veränderungen unterschiedlichster Art zu ermitteln.

Ergebnisse der Skelettuntersuchung

Die ersten Ergebnisse einer paläopathologischen Untersuchung sind die der Bestimmung des Sterbealters der untersuchten Individuen. Es findet sich eine charakteristische Verteilung der Individualalter innerhalb der Altersklassen. Die ermittelte Häufigkeit der das Erwachsenenalter erreichenden Individuen liegt bei ca 75%. Insgesamt sind 25% der in dieser Bevölkerung geborenen Menschen nicht älter als 20 Jahre geworden (Abb. 5).

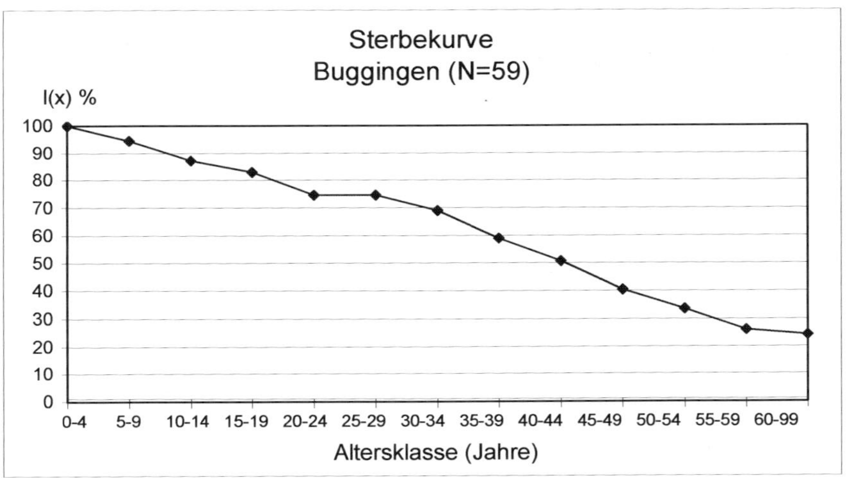

Abb. 5: Sterbekurve einer mittelalterlichen Population: l(x) = Überlebende / Alter (Jahren)

Krankheitsbilder

Das Auftreten, die Verteilung und die Häufigkeit bestimmter Krankheiten sind Indikatoren der Lebensbedingungen historischer und prähistorischer Populationen (Kreutz 1997). Im Laufe einer paläopathologischen und paläoepidemiologischen Studie kann die Häufigkeit ausgewählter pathologischer Veränderungen des Schädels und des Restskeletts ermittelt und mit anderen Populationen verglichen werden. Unter Verwendung paläopathologischer Methoden (Schultz 1987, 1988 und 1993) werden Skelette systematisch untersucht.

Folgende Krankheiten sind z.T. schon nach geringer Zeit, spätestens im chronischen Zustand am Knochen nachweisbar:

Infektionskrankheiten	**Mangelerkrankungen**	**Tumore**
• Meningitis	• Skorbut (Vitamin-C-Mangel)	**Polyarthritis**
• Nasennebenhöleninfektionen	• Rachitis (Vitamin-D-Mangel)	**Periostitis**
• Mittelohrentzündungen	• Anämien	**Osteitis**
		Osteomyelitis

Ausgewählte Beispiele

Skorbut

Pathologische Veränderungen, die durch Skorbut verursacht wurden, finden sich am Schädel typischerweise am Harten Gaumen und am Unterkieferast. Es finden sich fein poröse Auflagerungen als Spuren verkalkter subperiostaler Blutungen. Am Harten Gaumen zeigen sich Auflagerungen als Zeichen der Hypervaskularisation, manchmal finden sich auch ausgezogene Knochenneubildungen. In diesen Fällen ist ein entzündlich-hämmorhagischer Prozeß des basierend auf Vitamin-C-Mangel, verstärkt durch den Zahndurchbruch, zu vermuten. Auflagerungen an den Zahnfachrändern und in den Zahnfächern sind zusätzliche Zeichen des kindlichen Möller-Barlow. Am Restskelett sind typischerweise großflächige subperiostale Hämatome an den Langknochen zu finden (u.U. Caffey-Syndrom).

Rachitis

Typische Spuren von Vitamin-D-Mangel am Skelett sind verbreiterte Epiphysen, gekrümmte Diaphysen sind die Spätfolge. Histologisch nachweisbar ist eine ineffiziente Knochenbildung.

Nasennebenhöhlenentzündungen

Nasennebenhöhlenentzündungen sind im akuten wie chronischen Zustand gesundheitlich mehr oder weniger stark beeinträchtigend. Sie können eine primäre Erkrankung bleiben (chronische Stirnhöhlenentzündung: Abb. 6), aber sich auch im Sinne von fortgeleiteten Entzündungen bis in das Schädelinnere ausbreiten und zu

Hirnhautentzündungen (Meninigitiden) führen, die unter Umständen tödlich sein können.

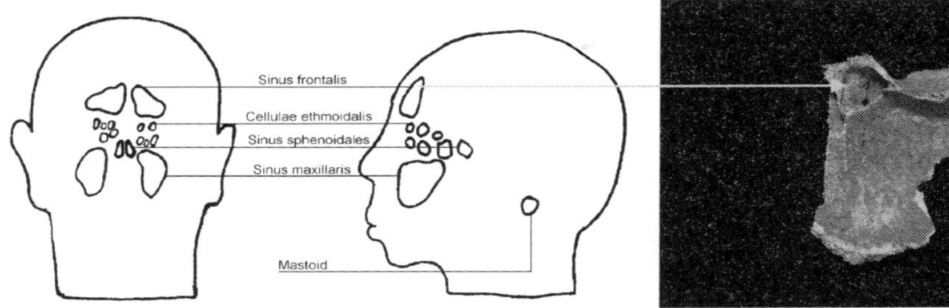

Abb. 6: Lokalisation der Nasennebenhöhlen

Abb. 7: Stirnhöhle mit erbsgroßer Knochenneubildung

Traumata

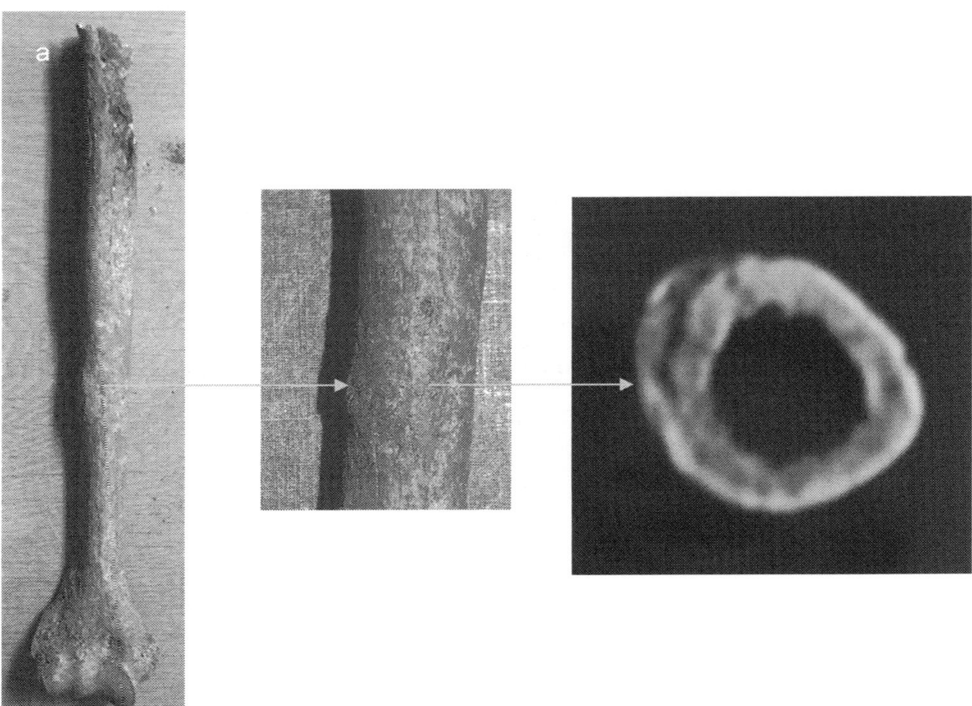

Abb. 8a-c: Rechter Oberarm (Humerus) mit erhabener Struktur (roter Pfeil, a u. b), Detail und CT-Aufnahme (c): Dr. Hackstein, Diagnostische Radiologie, JLU Gießen.

Die Ansicht eines rechten Humerus mit Verdickung ist in Abb. 8a u. b dargestellt mit einer etwa bohnengroßen, rundlich erhabenen Struktur, im unteren Drittel (verheiltes Hämatom). Im CT-Bild (Abb. 8c) ist an der betroffenen Stelle der Originalknochen leicht kegel- bzw. trichterförmig vertieft und von einer darüberliegenden erhabenen, sehr gut organisierten Knochenneubildung plattenartig bedeckt. Die Knochenplatte ist von knöchern umschlossenen, eingemauerten Gefäßkanälen durchzogen.

Die genannten Veränderungen sprechen für die o.a. Diagnose eines langjährig verheilten, subperiostalen Hämatoms.

Ein Tumor als Ursache der beobachteten Veränderung ist auszuschließen.

Das subperiostale Hämatom diesen Ausmaßes kann mit einem heftigen Schlag mit einem stumpfen Gegenstand auf die Außenseite des rechten Humerus erzielt worden sein. Es kommt aber auch ein Sturz auf einen Gegenstand, eine Kante oder Ähnliches in Frage.

Zusammenfassung

Die Frequenz von Infektionskrankheiten, Mangelkrankheiten und Traumata ist ein wichtiger Indikator von Umgebungsfaktoren, wie z.B. Nahrungs- und Wohn- bzw. Lebens- und Arbeitsbedingungen. Unser Wissen von diesen Faktoren erlaubt uns zunehmend eine zuverlässige Rekonstruktion des prähistorischen und historischen Lebens. Ferner komplettieren die Ergebnisse unsere Informationen über die Ätiologie und die Epidemiologie der Krankheiten früherer Zeiten. Die zu analysierenden Krankheiten, z.T. unter Einsatz modernster Techniken, zeigen ein spezifisches Muster für jede Population mit ihren speziellen Lebensbedingungen. Am Anfang der Untersuchungen steht aber immer die Befundung am Skelett mit einfacheren Hilfsmitteln wie z.B. mit einer Lupe. Modernste Verfahrenstechniken ersetzen nicht die Fähigkeit und Erfahrung pathologische Strukturen zu sehen, Verknüpfungen mit anderen Befunden zu erkennen und eine Differentialdiagnose stellen zu können.

An diesem Punkt ist es wichtig, dass die Anthropologie mit anderen Fachrichtungen interdisziplinär zusammenarbeitet.

1.1. Geschichtlicher Überblick

Eine kurze Definition der Anthropologie: anthropos griech. Mensch, logos griech. Lehre.

Gegenstände der (biologischen) Anthropologie sind die Deskription und Kausalanalyse der Variabilität innerhalb der Hominiden sowie der Vergleich des Menschen mit dem Tier, soweit sich diese Aufgaben auf nicht-pathologische und mit naturwissenschaftlichen Mitteln faßbare Merkmale beziehen (Knussmann 1980).

oder

"Anthropologie" heißt wörtlich Menschenkunde. In dieser breiten Bedeutung aber gibt es keine Wissenschaft. So wird der Begriff eingeschränkt nur für einen Teil der Philosophie oder für eine Spielart von Völkerkunde gebraucht oder aber für einen Teil der Humanbiologie. ... So ist Anthropologie die Wissenschaft, die sich mit der biologischen Variabilität des Menschen befasst. Nicht das Typische steht im Vordergrund, sondern die Unterschiede zwischen Gruppen, Teilgruppen und Individuen, die Evolution und Genetik und die Anpassung an verschiedene Umwelten."

(http://www.uni-ulm.de/klinik/antgen/medgenet/docs/AGRoesing.html, 12.10.2002)

Kurze Geschichte der Anthropologie

1855: erster Lehrstuhl für Anthropologie in Paris

1865: „Geschichte der Anthropologie" von Bendyshe u. Schmidt

1861: erstes Anthropologen-Treffen in Deutschland

1928: „Handbuch der Anthropologie" von Martin u. Saller

1940: „Forschung am Menschen" von v. Eickstedt (erstes Kompendium)

Die **Forensische Anthropologie** (forensisch = gerichtlich) ist als Bereich der Anthropologie ein relativ moderner Bereich mit einem massiven Einsatz modernster Techniken mit einer zunehmenden Medienpräsenz auf einem schwer zu umgrenzenden Wissenschafts- und Dienststleistungssektor.

1.2. Forensische Anthropologie mit ihren Disziplinen

(Eine kurze Definition nach Prof. Dr. F.W. Rösing):

Identitätsfeststellung bei unbekannten Skeletten (forensische Osteologie) für Polizei und Staatsanwaltschaften:

- auch in Menschenrechtssachen für Nichtregierungsorganisationen und internationale Gerichte; die Untersuchung erstreckt sich auf: Spezies, Individuenzahl, Liegezeit, Geschlecht, Sterbealter, Körperhöhe, geografische Herkunft, Konstitution, Beruf, Händigkeit und persönliche Identifikation nach Gesichtszügen, Gebiss, Krankheiten, Behandlungsspuren, Röntgenbildern und Molekularbiologie; wichtige neue Methoden sind hier:

- histologische Sterbealtersdiagnose mit Hilfe von Zahnzementringen
- Liegezeitbestimmung mit Hilfe von Radiocarbon nach B. LUX
- Video-Superprojektion des Bildes eines Vermissten mit dem Bild des aufgefundenen Schädels.

Dazu Bergung von Skeletten und Beratung zur Bergung (forensische Archäologie).

Identitätsfeststellung nach Fotos, besonders von Verkehrskameras und Bankkameras, im Auftrag von Gerichten:

Nach dem Rechtsbereich richtet sich das Vorgehen: Bei Ordnungswidrigkeitssachen werden vom Beschuldigten Vergleichsfotos gefertigt, die ihn möglichst genau in der Aufnahmerichtung zeigen wie das Verkehrsfoto; Herstellung von optimalen Abzügen der Verkehrsfotos; das Identitätsgutachten wird dann nach Zusendung dieser Unterlagen gefertigt. Bei Strafsachen können die Vergleichsfotos zusätzlich auch vom Sachverständigen gefertigt werden. Der Vergleich richtet sich nach den Merkmalen, die auf dem Überwachungsfoto zu sehen sind. (Standards für diese Arbeitsweise in NStZ 1999/5, 230-32 und DAR 4/99188-89.)

Altersdiagnose von Lebenden, z.B. bei Jugendlichen ohne Dokumente, zur Überprüfung der Straffähigkeit (Grenze 14 Jahre):

Anwendung des Jugendstrafrechts (etwa 18-21 Jahre) und zur Altersfeststellung bei Ausländersachen. Methode: Röntgenaufnahme des Gebisses (besonders hinterer Mahlzahnbereich oder Orthopantomogramm) und der Hand mit Handgelenk; in besonderen Fällen, dann vorzugsweise auf Gerichtsbeschluss, und bei älteren Nichterwachsenen auch einmal Röntgenbild des medianen Schüsselbeinendes. (Standards in mehreren Zeitschriften, Erstautor: A Schmeling und Empfehlungen der Arbeitsgemeinschaft für forensische Altersdiagnostik sowie der DGZMK)

Verwandtschaftsdiagnose anthropologisch-erbbiologisch, d.h. mit den Merkmalen der äußeren Gestalt, in Fällen, wo einer der Probanden nicht anwesend ist und auch nicht durch molekularbiologische Spuren repräsentiert ist.

Verfahrenstechniken:

In der forensischen Anthropologie werden von einer Lupe bis hin zum hochdifferenzierten Analysegerät menschlicher und tierischer DNA Geräte unterschiedlichsten Standards eingesetzt: Licht- und Rasterelektronenmikroskope, Röntgenapparate, CT und MRT um nur einige weitere zunennen. In dem Forschungsbereich der Daktyloskopie können auch einfache Lesegeräte verwendet werden, die sonst für die Recherche mit Microfiches in Bibliotheken eingesetzt werden.

1.3. Projektbeispiel: DNA-Untersuchungen an Knochen – Präparation

Die Analyse von genetischem Material ist mittlerweile ein wesentlicher Bestandteil der wissenschaftlichen Forschung, besonders wichtig im Bereich der Humanbiologie und Paläoanthropologie. Dank neuerer Forschung kann mittlerweile auch die DNA von historischem und prähistorischem Material erfolgreich extrahiert und amplifiziert werden.

Die Aufarbeitung dieser Proben birgt eine gewisse Problematik, da zum einen die für die Untersuchung zur Verfügung stehenden Materialien (Knochen bzw. Zähne) sehr hart sind und zum anderen die Fremd-Kontamination durch rezente DNA unbedingt vermieden werden muss.

Die für die DNA-Analyse verwendeten Bereiche des Knochens beschränken sich auf die sogenannte *Compacta*, die -im Gegensatz zur *Spongiosa*- aus fester Knochensubstanz besteht (Abb.1). Die Probe muss für die Untersuchung zu einem Pulver zermörsert werden, wobei eine kleine Korngröße eine Verbesserung der chemischen Bearbeitung bedeutet.

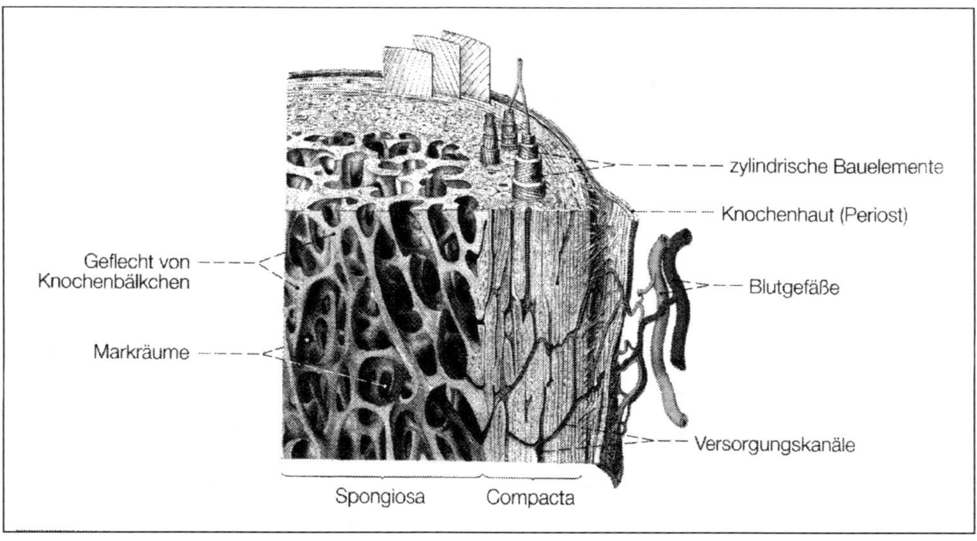

Abb. 1: Innerer Aufbau eines Knochens (aus: Bau und Funktionen des menschlichen Körpers, Speckmann und Wittkowski 1998)

Zähne gehören zu den härtesten Substanzen, die der menschliche Körper besitzt und sind noch dauerhafter als Knochen.

Die Hauptmasse der Zahnhartsubstanz besteht aus dem sogenannten Zahnbein, das im Bereich der Zahnkrone vom Zahnschmelz und im Bereich der Wurzel vom Wurzelzement überzogen ist (Abb.2).

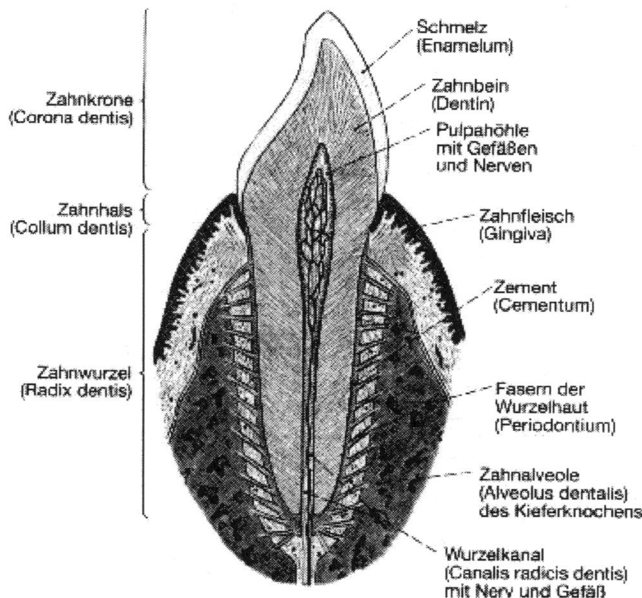

Abb. 2: Schematische Darstellung des Zahnaufbaus (aus: Bau und Funktionen des menschlichen Körpers, Speckmann und Wittkowski 1998)

Der Schmelz ist die härteste und abrasionsfesteste der drei oben erwähnten Hartsubstanzen und besteht zu 97 % aus anorganischen Salzen, überwiegend Hydroxylapatit, aus dem auch die Knochensubstanz maßgeblich gebildet wird.

Der Schmelz besitzt eine Härte von ca. 3250 HB (Brinellhärte). Zum Vergleich: harte Edelmetallegierungen haben ausgehärtet ca. 2500 HB, während Keramikmassen, wie sie von Zahnärzten verwendet werden bei bis zu 4000 HB liegen.

Untersuchungen mit der Retsch Schwingmühle MM 301

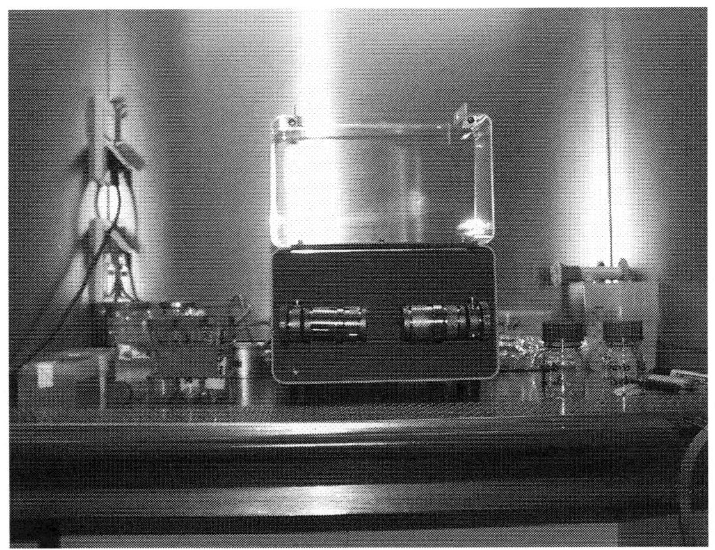

Abb. 3: RETSCH Schwingmühle MM 30

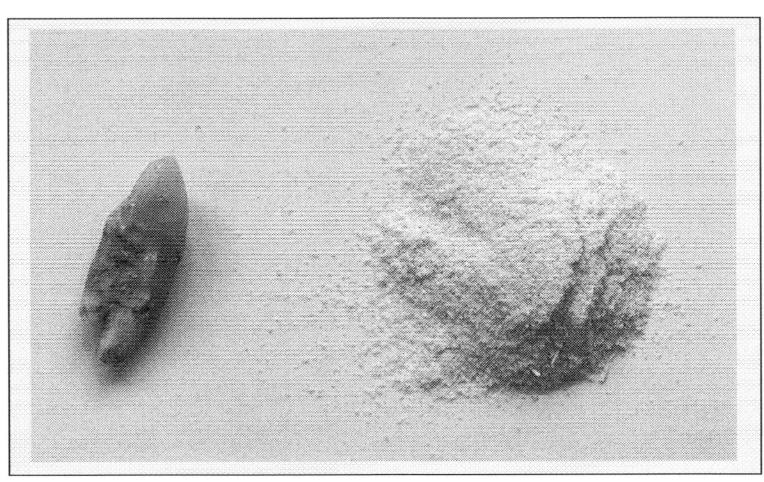

Abb. 4: Zahnproben vor und nach der Zerkleinerung

Mit der RETSCH Schwingmühle MM 301 (Abb. 3) können vollständige Zähne ohne die sonst notwendige Vorzerkleinerung zermörsert werden (Abb.4). Es kann eine Korngröße von bis zu 1 µm erreicht werden. Dank ihrer kompakten Größe passt sie problemlos in eine Steril-Bank. Auch eine Zerkleinerung von ganzen Zähnen ist einwandfrei möglich (Abb. 3). Ein weiterer Vorteil ist, dass die hohe Feinheit des Probenmaterials ohne eine störende Überhitzung erreicht werden kann.

Die Zähne wurden in der vorliegenden Untersuchung 4 min bei einer Frequenz von 15 1/s bearbeitet und nachfolgend DNA-Analysen durchgeführt.

Zusammenfassend zeigte sich, dass die RETSCH Schwingmühle MM 301 ein wesentliches technisches Hilfsmittel für den Einsatz in der DNA-Analyse historischer und prähistorischer Knochen- und Zahnbestandteilen ist. Ohne die Pulverisierung der Probenstücke wäre eine Untersuchung praktisch nicht möglich. Die Geräteeigenschaften wie Handhabbarkeit, Form und Größe ermöglichen zusätzlich ideale Bedingungen für eine sterile Arbeit, welches eine grundlegende Voraussetzung für eine kotaminationsfreie und fehlerfreie Bearbeitung ist.

2. Grundlegende anthropologische Parameter

2.1. Alter (chronologisches und/oder biologisches Alter)

Ermittlung von Vitaldaten

Das chronologische und biologische Alter eines Menschen können sehr stark differieren. Repräsentiert das chronologische Alter des Menschen die erlebten Lebensjahre ab dem Zeitpunkt der Geburt, als Zeitspanne numerisch taxierbar, so ist das biologische Alter aus verschiedenen Komponenten zusammengesetzt: der geistigen und körperlichen Fit(heit)ness, der organischen Gesundheit, dem Status degenerativer Veränderungen des Bewegungsapparates u.v.m.. Das Gesamterscheinungsbild, die Weichteilflexibilität, d.h. Faltenbildung und Gaufärbung der Haare und die Dynamik des Körpers insgesamt spielt dabei eine entscheidende Rolle.

Die Feststellung des individuellen Alters eines Menschen ist von unterschiedlicher Relevanz, ob beim Lebenden oder beim bereits prähistorisch Verstorbenen. Beim Lebenden hat das Lebensalter z.B. einwanderungspolitische wie rentenrechtliche Konsequenzen, um nur einige zu nennen. Beim Lebenden wie beim Toten werden die Altersangaben beispielsweise zur Erstellung von Bevölkerungsdemographien, Epidemiologien und zur Identifizierung benötigt.

Es sind dank modernster Untersuchungsmethoden mit Präzisionsgeräten Standards für die Altersbestimmung am Lebenden wie beim Toten aufgestellt worden.

Folgende Bereiche werden beim Kind betrachtet: Zahnstatus und -durchbruch, Schädelmorphologie (im Übergang zur Adoleszenz die Schließung der Spheno-basilarfuge), Epiphysenstatus der Langknochen, Verknöcherung des Hand- und Fußskelettes.

Beim erwachsenen Menschen werden berücksichtigt: Zahnstatus und –abrasion, Zahnzementringe, Schädelmorphologie, degenerative Gelenkveränderungen, Knochendicke u.v.m.

Für die Altersdiagnostik am Skelett sind die Standards von Ferembach et al. (1979) und die Erweiterungen von Szilvássy (1988) als Grundlage zu nennen.

Beim lebenden Menschen sind die dort angegebenen Methoden nur z.T. anwendbar besonders im Hinblick auf ihre ethische Vetretbarkeit. In diesem Bereich gibt es andere und effektivere Methoden der Dokumentenrecherche.

Richtlinien für die Altersbestimmung an lebenden Personen finden sich bei Ritz und Kaatsch (1996). Im Vordergrund stehen morphologische und biochemische Methoden an Zähnen. Handelt es sich um die Altersdiagnostik bei Lebenden Strafverfahren, dann sind die Richtlinien von Schmeling et al. (2001a, 2001b) heranzuziehen.

Praktische Anwendung zur Feststellung des biologischen Alters:

http://www.anti-aging-med.de/DE/biotest.htm

2.2. Geschlecht

Das Geschlecht ist beim lebenden Menschen makroskopisch nach primären und sekundären Geschlechtsmerkmalen, in Zweifelsfällen genetisch determinierbar. Bei verstorbenen Individuen ist je nach Erhaltungszustand die Bestimmung unter Anwendung von Standards möglich.

Für die Geschlechtsdiagnostik sind wie bei der Altersbestimmung am Skelett die Standards von Ferembach et al. (1979) und die Erweiterungen von Sjøvold (1988) als Grundlage zu nennen.

Praktische Untersuchung des Alters und Geschlechtes bei Skeletten

Für die Analyse des Alters und Geschlechtes von Skeletten ist es empfehlenswert standardisierte Untersuchungsbögen zu verwenden, die alle relevanten Gesichtspunkte in strukturierter Form beinhalten (siehe Alters- und Geschlechtsbogen). Unerläßlich ist die Feststellung des Erhalts der Knochensubstanz und der Repräsentanz des Skelettes. Die Befundbarkeit des Skelettes und Aussagekraft des Ergebnisses der Untersuchung hängt maßgeblich davon ab.

Ort: **Grabnr.:** **Bemerk:** **Datum**

Erhalt:

Schädel

Oberfläche insgesamt:

Cranium ( ) Calvarium ( ) Calvaria ( ) Calva ( ) Bruchstücke ( )

Erhalt insgesamt: ____%

Restskelett Oberfläche insgesamt:

Langknochen re( ) li( ) HWS( ) BWS( ) LWS( ) Rippen re( ) li ( ) Kreuzbein( )

Becken re( ) li( ) Schulterblatt re( ) li( ) Schlüsselbein re( ) li( ) Hand re( ) li( )

Fuß re( ) li( )

Erhalt insgesamt:____%

Verfärbungen am Skelett:

Schädel:______________________________ Restskelett:____________________

Geschlechtsbestimmung:

Merkmal	**W**	**Bewertung**
Becken:		
Sulcus praeauricularis	3	
Incisura ischiadica major	3	
Angulus subpubicus	2	
Os coxae	2	
Arc composé	2	
Foramen obturatum	2	
Corpus ossis ischii	2	
Crista iliaca	1	
Fossa iliaca	1	
Pelvis major	1	
Pelvis minor	1	
Schädel:		
Glabella	3	
Processus mastoideus	3	
Muskelansätze am Planum nuchale	3	
Processus zygomaticus	3	
Arcus superciliaris	2	
Tubera frontalia u. parietalia	2	
Protuberantia occipitalis externa	2	
Os zygomaticum	2	
Crista supramastoidea	2	
Margo supraorbitalis	1	
Form der Orbitae	1	
Neigung des Os frontale	1	
Unterkiefer:		
Gesamtaspekt	3	
Mentum	2	
Margo inferior	1	
Angulus mandibulae	1	
Processus condylaris	1	

Alter (Jahre):

Altersklasse:

Geschlecht:

∑ W=______ ∑ Bewertung= ___________ ∑ W x Bewertung / ∑ W=________

Legende: SJØVOLD TH (1988) Geschlechtsdiagnose am Skelett. Hrsg Knussmann R: Handbuch der vergleichenden Biologie des Menschen 1,1 (Stuttgart 1988), 444-480.

-3= hyperfeminin (w) -1= feminin (w>m) 0= unbestimmt (m=w) +1= maskulin (m>w) +3= hypermaskulin (m)

Altersbestimmung:

I	Stadium
Symphyse:	....
Spongiosa Femur:	....
Spongiosa Humerus:	....
Obliteration (endokranial):	....

Asterion ( ) L2 ( ) S2 ( ) S4 ( ) C2 ( )

Alter I: _______ +/- Jahre

II

Zahnabrasion:

Degenerationserscheinungen allg.: Wirbel ( ) Gelenke ( )

Subadulte:

Knochenkerne:

Epiphysenbefund:

Zahnbefund (z.B. Zahndurchbruch):

Größe allg.:

Alter II:__________Jahre

Alter I+II:________Jahre

Abb. 149: Lebensalter des Schließens der Epiphysen BROTHWELL 1972, Gray's Anatomy 1967, HARET et al RAUBER u. KOPSCH 1952, WOLFF-HEIDEGGER 1954).

Legende: Szilvássy J (1988) Altersdiagnose am Skelett. Hrsg Knußmann R Anthropologie: Handbuch der vergleichenden Biologie des Menschen 1, 1, 421-443.

Abb. 148: Abnützungsgrade der Mahlzähne in numerischer Anordnung. Einige Formen sind häufiger als andere; es gibt geringe Unterschiede zwischen oberer und unterer Bezahnung (nach MILES 1963).

Tab. 32: Durchschnittliche Länge und Variationsbreite der Längsknochen in verschiedenen Altersgruppen der Kinder (nach STLOUKAL u. HANÁKOVA 1978)

	Humerus	Radius	Femur	Tibia
6 Monate	88,1/ 78– 97/	69,7/ 63– 75/	108,1/ 95–122/	88,8/ 84– 93/
12 Monate	97,9/ 89–106/	76,8/ 68– 85/	122,0/109–135/	99,2/ 93–105/
18 Monate	108,6/ 98–118/	84,1/ 75– 90/	137,5/122–152/	111,4/102–120/
24 Monate	117,5/106–129/	89,8/ 80– 96/	149,6/135–166/	121,1/109–131/
30 Monate	124,9/113–138/	95,1/ 86–103/	160,9/143–182/	131,7/117–144/
3 Jahre	133,5/120–147/	101,6/ 93–110/	174,1/156–196/	142,2/127–156/
4 Jahre	142,7/128–159/	108,3/ 98–120/	188,3/169–213/	151,9/136–171/
5 Jahre	152,4/136–170/	116,0/105–130/	203,2/183–230/	164,1/146–184/
6 Jahre	163,8/147–181/	125,1/114–140/	221,1/198–246/	177,1/158–201/
7 Jahre	174,8/157–192/	133,5/121–152/	238,1/214–263/	188,9/168–216/
8 Jahre	184,6/169–201/	141,9/130–160/	253,0/228–278/	202,0/180–227/
9 Jahre	194,3/178–210/	149,2/139–163/	266,5/241–290/	213,6/191–235/
10 Jahre	203,9/186–218/	156,9/149–168/	281,2/254–305/	224,3/202–246/
11 Jahre	211,9/196–224/	163,3/156–175/	292,5/265–323/	235,1/212–259/
12 Jahre	219,9/202–234/	168,8/160–179/	302,9/279–337/	244,4/218–268/
13 Jahre	231,2/211–247/	175,7/165–188/	319,0/286–358/	256,1/227–283/
14 Jahre	240,8/220–257/	182,5/166–200/	333,3/296–382/	269,8/235–301/

Grabungsort:	Grabnummer:	Datum:
Archäologie:	Alter:	Geschlecht:
Bemerkung:		

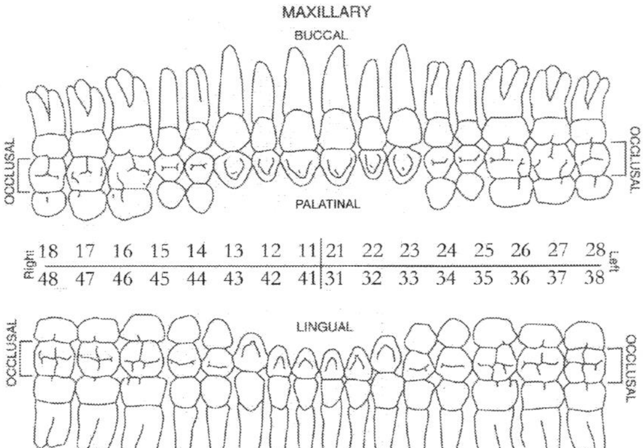

Schmelzhypopl																
Zahnstein																
Parodontopathi																
Abrasion																
Karies																
Status																
	18	17	16	15	14	13	12	11	21	22	23	24	25	26	27	28
				55	54	53	52	51	61	62	63	64	65			
				85	84	83	82	81	71	72	73	74	75			
	48	47	46	45	44	43	42	41	31	32	33	34	35	36	37	38
Status																
Karies																
Abrasion																
Parodontopathi																
Zahnstein																
Schmelzhypopl																

Kiefergelenk	rechts		links	
Fossa mandibularis				
Caput mandibulae				

Biß: ( ) Normalbiß ( ) Oberbiß ( ) Aufbiß ( ) Unterbiß ( ) Kreuzbiß ( )

Legende:									
Status	0	1	2	3	4	5	6	7	8
Karies	m	d	b	p/l	o	1	2	3	
Abrasion	0	1	2	3	4	5	6	+	++
Parodont.	Pi	Po	1	2	3	4	5	6	
Zahnstein	1	2	3	4					
Schmelz.	P	TS	1	2	3	4			
Fehlstellung									

2.3. Anthropometrie und Osteometrie

Die Anthropometrie beim Lebenden und die Osteometrie beim Skelett sind die Grundlage für Aussagen über körperlich messbare Parameter beim Menschen und ihre Verteilung innerhalb einer Population. Durch die statistische Auswertung von Massenuntersuchungen mit Referenz zu den Vitaldaten konnten Indizes erstellt werden. Beim Lebenden können auf diesem Weg z.B. Aussagen bzw. Prognosen über die zu erwartende Körperhöhe nach Erreichen der Adoleszenz ermittelt werden. Beim Toten, von dem nur noch Skelettanteile vorhanden sind, können Rückschlüsse auf die Körperhöhe zu Lebzeiten gezogen werden. Bei der Alters- und Geschlechtsdiagnose sind die beiden metrischen Verfahren fest verankert (siehe Erhebungsbogen zur Skelettbearbeitung) und werden erfolgreich angewandt.

Auflistung wichtiger Indizes zur Bestimmung der Körperhöhe (aus Herrmann 1990):

Männer:

Breitinger (1938)	KH = 83.21 + 2.715 Humerus	±4.9 cm	(H2)
	= 97.00 + 2.968 Radius	±5.4 cm	(R1b)
	= 94.31 + 1.645 Femur	±4.8 cm	(F1)
	= 95.59 + 1.988 Tibia	±4.7 cm	(T1b)
Pearson (1899)	KH = 70.641 + 2.894 Humerus	± 3.3 cm	(H1)
	= 85.925 + 3.271 Radius	± 4.0 cm	(R1)
	= 81.306 + 1.880 Femur	± 3.3 cm	(F1)
	= 78.664 + 2.376 Tibia	± 3.5 cm	(T1)
	= 71.272 + 1.159 (F + T)	± 3.0 cm	
Rother (1978)	KH = 69.40 + 2.83 Humerus	± 4.81 cm	(H1)
	= 74.24 + 3.66 Radius	± 4.49 cm	(≈ R1b)
	= 56.58 + 2.31 Femur	± 4.04 cm	(≙ F1)
	= 50.94 + 2.95 Tibia	± 3.27 cm	(≈ T1b)
	= 40.68 + 0.95 F + 2.07 T	± 2.93 cm	
Trotter (1970)	KH = 70.45 + 3.08 Humerus	± 4.05 cm	(H1)
	= 79.01 + 3.78 Radius	± 4.32 cm	(R1)
	= 61.41 + 2.38 Femur	± 3.27 cm	(F1)
	= 78.62 + 2.52 Tibia	± 3.37 cm	(T1)
	= 63.29 + 1.30 (F + T)	± 2.99 cm	

Frauen:

Bach (1965)	KH = 98.38 + 2.121 Humerus	± 3.9 cm	(H1)
	= 116.89 + 1.925 Radius	± 4.5 cm	(R1b)
	= 106.69 + 1.313 Femur	± 4.1 cm	(F1)
	= 95.91 + 1.745 Tibia	± 3.9 cm	(T1b)
Pearson (1899)	KH = 71.475 + 2.754 Humerus	± 3.5 cm	(H1)
	= 81.224 + 3.343 Radius	± 4.1 cm	(R1)
	= 72.844 + 1.945 Femur	± 3.3 cm	(F1)
	= 74.774 + 2.352 Tibia	± 3.4 cm	(T1)
	= 69.154 + 1.126 (F + T)	± 3.1 cm	
Rother (1978)	KH = 96.85 + 1.70 Humerus	± 3.92 cm	(H1)
	= 102.17 + 2.21 Radius	± 4.30 cm	(≈ R1b)
	= 102.63 + 1.11 Femur	± 4.03 cm	(≙ F1)
	= 96.44 + 1.53 Tibia	± 4.10 cm	(≈ T1b)
Trotter (1970)	KH = 57.97 + 3.36 Humerus	± 4.45 cm	(H1)
	= 54.93 + 4.74 Radius	± 4.24 cm	(R1)
	= 54.10 + 2.47 Femur	± 3.72 cm	(F1)
	= 61.53 + 2.90 Tibia	± 3.66 cm	(T1)
	= 53.20 + 1.39 (F + T)	± 3.55 cm	

Altersbestimmung bei Kinderskeletten nach ausgewählten Langknochenlängen.

(Stloukal & Hanaková 1978)

	Humerus		Radius		Ulna		Femur		Tibia	
	$\bar{x}$	R	$\bar{x}$	R	$\bar{x}$	R	$\bar{x}$	R	$\bar{x}$	R
6 Monate	88.1	78–97	69.7	63–75	75.9	72–80	108.1	95–122	88.8	84–93
12 Monate	97.9	89–106	76.7	68–85	83.1	79–86	122.0	109–135	99.2	93–105
18 Monate	108.6	98–118	84.1	75–90	91.1	85–95	137.5	122–152	111.4	102–120
24 Monate	117.5	106–129	89.8	80–96	98.5	93–102	149.6	135–166	121.4	109–131
30 Monate	124.9	113–138	95.1	86–103	104.7	98–110	160.9	143–182	131.7	117–144
3 Jahre	133.5	120–147	101.6	93–110	111.4	104–117	174.1	156–196	142.2	127–156
4 Jahre	142.7	128–159	108.3	98–120	119.8	111–129	188.3	169–213	151.9	136–171
5 Jahre	152.4	136–170	116.0	105–130	128.0	118–139	203.2	183–230	164.1	146–184
6 Jahre	163.8	147–181	125.1	114–140	137.3	125–152	221.1	198–146	177.1	158–201
7 Jahre	174.8	157–192	133.5	121–152	147.2	134–164	238.1	214–263	188.9	168–216
8 Jahre	184.6	169–210	141.9	130–160	157.1	145–174	253.0	228–278	202.0	180–227
9 Jahre	194.3	178–210	149.2	139–163	164.4	154–178	266.5	241–290	213.6	191–235
10 Jahre	203.9	186–218	156.9	149–168	172.4	163–186	281.2	254–305	224.3	202–246
11 Jahre	211.9	196–224	163.3	156–175	178.1	169–193	292.5	265–323	235.1	212–259
12 Jahre	219.9	202–234	168.8	160–179	182.9	173–198	302.9	279–337	244.4	218–268
13 Jahre	231.2	211–247	175.7	165–188	190.7	178–208	319.0	286–358	256.1	227–283
14 Jahre	240.8	220–257	182.5	166–200	198.0	183–221	333.3	296–382	269.8	235–301

Für weitere Indizes aus Anthropometrie und Osteometrie wird auf die Standardwerke der Anthropologie verwiesen (Knussmann 1988, Herrmann et al. 1990).

3. Identifikation personengebundener Merkmale

Identifikation - allgemeine Betrachtungen

Die Identifikation lebender oder bereits verstorbener Menschen ist ein wichtiger und interessanter Bereich der Forensischen Anthropologie und Forensischen Medizin.

Abhängig von der Fragestellung sind die unterschiedlichsten Methoden zur Identifizierung einer Person einzusetzen:

- **keine Dokumente** vorliegend: Keine Aussagen erfolgen oder sind möglich, z.B. bei Unfall mit Bewußtlosigkeit, Koma u.a.; Person wird aufgegriffen, verweigert Aussage u.a.
- **unzureichende Dokumente** vorliegend: Besondere Sachverhalte wie die Feststellung des Alters sind zu klären u.a.
- **alle Dokumente** vorliegend: Es besteht die Frage, ob die Person zu den Dokumenten passt oder ob die betreffende Person z.B. zu einer bestimmten Zeit an einem bestimmten Ort war u.a.

In allen Fällen müssen vorab und grundlegend alle Sachverhalte geklärt, eingehend recherchiert und dokumentiert werden. Danach werden alle verfügbaren personenspezifischen Merkmale erfaßt, soweit sie nicht schon vorliegen.

Folgende Untersuchungen sind zur Identifikation einer unbekannten, zu ermittelnden Person einzusetzen:

Photographie, Daktyloskopie, Anthropometrie, Osteometrie, DNA-Analyse, Serologie, Radiologie (Röntgen, Computertumographie, MRT), Lupen- und Lichtmikroskopie und Rasterelektronenmikroskopie.

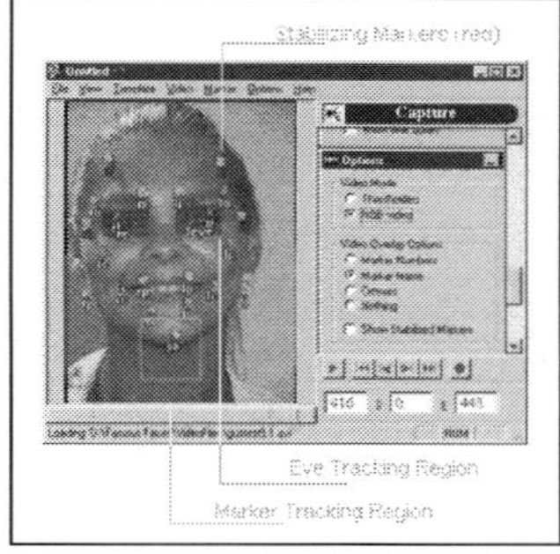

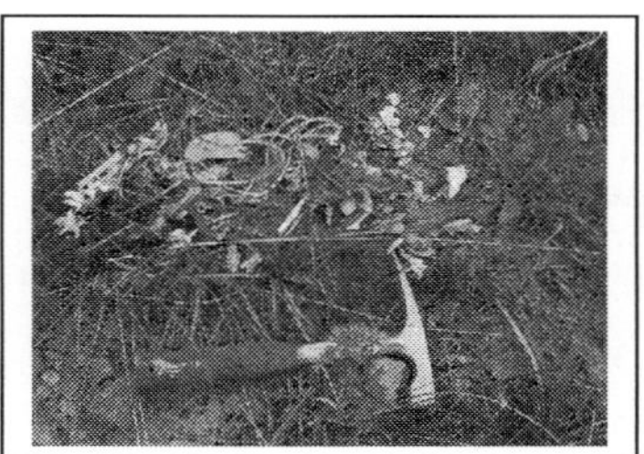

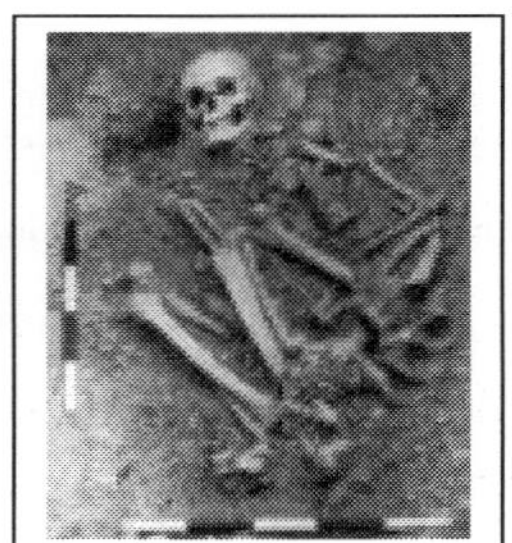

3.1. Körperliche Merkmale

3.1.1. Konstitution (nach Bernhard & Jung 1998)

Konstitutionswissenschaftliche Systeme - Historischer Überblick

Bei den älteren konstitutionswissenschaftlichen Ansätzen steht die typologische Betrachtungsweise im Vordergrund. Sie läßt sich historisch bis ins klassische Altertum, d.h. bis auf den griechischen Arzt Hippokrates (um 460-377 v. Chr.) zurückverfolgen. Seine Betrachtung des „Habitus phthisicus und apoplecticus" im Gegensatz zum Schmal-Langwuchs und Kurz-Breitwuchs wurde für die späteren Systeme bestimmend.

Im 19. und beginnenden 20. Jh. erfreuten sich die italienischen und französischen konstitutionswissenschaftlichen Systeme einer besonderen Beliebtheit. Sie gaben sich nicht mit einer reinen Typenklassifikation zufrieden, sondern versuchten, die Typendiagnose durch somatometrische Messungen zu objektivieren. Als erster ermittelte A. de Giovanni (1891) zur Ergänzung von Anamnese und Somatoskopie eine Reihe von Körpermaßen, wodurch neben einem Normaltypus ein langgliedriger, ein abdominaler und ein thorakaler Typus ausgesondert werden konnten. Dieser Ansatz wurde dann von G. Viola (1909) weiter ausgebaut. Aufgrund von anthropologischen Messungen an 400 Venezianern ermittelte er die Standardwerte für einen sog. Normtypus, auf den alle Abweichungen bezogen wurden. Die Minusabweichung vom Normtypus bildet der sog. mikrosplanchnisch-mikro-some und makroskele Longitypus, d.h, der kleinbäuchig-schmale und langgliedrige Schlankbau, die Plusabweichung der megalosplanchnisch-megalosome und brachyskele Brachytypus, d.h. der dickbäuchig-breite und kurzgliedrige Kurzbau (v. Eickstedt 1944, S. 767).

Die französischen konstitutionstypologischen Ansätze gehen auf Halle (1797) zurück, der drei Körperbautypen unterschied, einen abdominalen, einen muskulären und einen cephalen Typus, die später von Manouvrier (1902) metrisch unterbaut wurden. Diese Dreiertypologie wurde von Restan (1826), Sigaud (1914), Chaillou u. MacAuliffe (1911) sowie MacAuliffe (1925) um einen vierten Typus, den „type respiratoire", erweitert (v. Eickstedt 1944, S. 769f.). Damit tritt das funktionelle Moment in den Vordergrund, indem die einzelnen Typen durch das Vorherrschen der Funktion bestimmter Organsysteme definiert werden (Verdauungsorgane, Muskelsystem, Nervensystem, Respirationsorgane).

Kretschmer

Am konsequentesten ausgebaut und wissenschaftlich begründet wurde die typologische Methode im konstitutionswissenschaftlichen Konzept von E. Kretschmer (I. Aufl. 1921; 22. Aufl. 1955; 26. Aufl. 1977). Seine Bedeutung kann vor allem darin gesehen werden, daß in seinem System die verschiedenen Linien und Aspekte der Konstitutionsforschung, nämlich der morphologische, der psychologische und der pathologische Aspekt, zusammenlaufen und verknüpft werden. Auch hat er die eigentliche Zielsetzung der Konstitutionsforschung als „Korrelationsforschung" erstmals klar erkannt und formuliert.

Tab. 1.2 Hauptmerkmale der Kretschmer'schen Körperbautypen (nach Kretschmer 1955)

	Rumpfproportionen	Oberflächenrelief	Extremitäten
Pyknisch	Kurzer, tiefer, gewölbter Brustkorb. Stumpfer Rippenwinkel.	Runde, weiche Formen infolge gut ausgebildeten Fettgewebes.	Weiche, relativ kurze Extremitäten. Zartknochige, kurzbreite Hände und Füße.
Athletisch	Breite, starke Schultern. Trapezförmiger Rumpf mit relativ schmalem Becken.	Kräftiges, plastisches Muskelrelief auf derbem Knochenbau.	Kräftige, derbe Arme und Beine. Große Hände und Füße. Event. Acrocyanose.
Leptosom	Flacher, langer Brustkorb. Spitzer Rippenwinkel. Relativ breites Becken.	Hager oder sehnig, mit wenig Unterhautfettgewebe.	Lange, dünne Extremitäten mit langen, schmalen Händenund Füßen.
	Kopf und Hals	**Gesicht**	**Behaarung**
Pyknisch	Relativ großer abgerundeter Kopf. Flache Scheitelkontur. Kurzer, massiver Hals.	Weichplastisches, breites, gerötetes Gesicht. Schwache Profilbiegung.	Zartes Haupthaar. Neigung zu Glatzenbildung. Mittlere bis kräftige Terminalbehaarung.
Athletisch	Derber Hochkopf. Freier, kräftiger Hals mit schrägem, straff gespanntem Trapezius.	Derbes, knochenplastisches Gesicht, mit Betonung der Acren. Steile Eiform.	Kräftiges Haupthaar. Indifferente Terminalbehaarung.
Leptosom	Relativ kleiner Kopf. Langer, dünner Hals.	Blasses, schmales Gesicht, verkürzte Eiform. Spitze, schmale Nase. Eventuell Winkelprofile.	Derbes Haupthaar. Eventuell Pelzmützenhaar. Schwache Terminalbehaarung.

Wie bei seinen Vorgängern ist auch bei Kretschmer der zentrale Ansatzpunkt der Konstitutionsforschung der Habitus (Tab. 1.2). Seine drei Körperbautypen, der schlankwüchsige Leptosome (in der ersten Auflage seines Buches als Astheniker bezeichnet), der derb-muskuläre Athletiker und der breit-rundwüchsige Pykniker zeigen zwar starke Anklänge an die Dreiertypologie von Halle (s.o.), doch hat Kretschmer seine Typen besonders sorgfältig herausgearbeitet und von vielen der oben genannten aprioristischen Attribute befreit. Auch gab Kretschmer sich nicht mit einer reinen Typenbeschreibung zufrieden, sondern versuchte - weit umfassender als die italienische und französische Konstitutionsforschung - seine nach dem Schauverfahren ermittelten Körperbautypen durch Merkmalsstatistiken und anthropologische Messungen zu objektivieren, wofür er nicht nur absolute Maße, sondern auch Indices heranzog. Dabei heben sich die Leptosomen und Pykniker deutlich voneinander ab, während sich der Athletiker bald dem einen, bald dem anderen dieser beiden Typen zuordnet oder aber metrisch eine Zwischenstellung zwischen Leptosomen und Pyknikern einnimmt.

Sheldon

Der Amerikaner Sheldon et al. (1940, 1942) entwickelt aufgrund von 4000 standardisierten Photos ein konstitutionswissenschaftliches System, das sich besonders in den angelsächsischen Ländern durchgesetzt hat. Sheldon ist aber noch stark von Kretschmer beeinflußt, was u. a. darin zum Ausdruck kommt, dass er an dessen Dreierschema festhält. Abweichend von Kretschmer setzt er jedoch anstelle der „reinen Typen" drei Komponenten des Körperbaus, die unabhängig voneinander variieren sollen und in wechselndem Anteil am Körperaufbau beteiligt sind. Sheldon nennt sie endo-, meso- und ektomorphe Komponente, da er sie von den drei Keimblättern der Embryonalentwicklung, dem Ento-, Meso- und Ektoderm ableitet, eine bestechende Hypothese, die sich allerdings bei näherer Betrachtung als wenig fundiert erweist (s. u.).

Für jede der drei Körperbaukomponenten unterscheidet Sheldon sieben Ausprägungsgrade, so dass jedes Individuum durch eine dreistellige Zahl charakterisiert und seine Stellung in einem Typendreieck exakt angegeben werden kann. Im Mittelpunkt dieses Schemas steht ein Durchschnittstypus, der durch die Zahlenkombination 444 charakterisiert ist und bei dem alle Komponenten in gleicher Stärke ausgeprägt sind. Die Zahlenkombinationen 711, 171 und 117, die den Eckpunkten des Typendreiecks entsprechen, kennzeichnen die Extremausprägungen der drei Komponenten. Sie können in gewisser Weise mit den drei „reinen Typen" von Kretschmer parallelisiert werden (Mesomorphe = Athletiker; Endomorphe = Pykniker; Ektomorphe = Leptosome).

An diesen Extremvarianten zeigt sich jedoch besonders deutlich, dass die theoretische Ableitung der drei Körperbaukomponenten von den drei Keimblättern empirisch schlecht fundiert ist und praktisch nur für den mesomorphen Habitus zutrifft. Er ist charakterisiert durch die starke Entwicklung des Bewegungsapparates (Muskel- und Skelettsystem), der entwicklungsgeschichtlich aus dem Mesoderm hervorgeht.

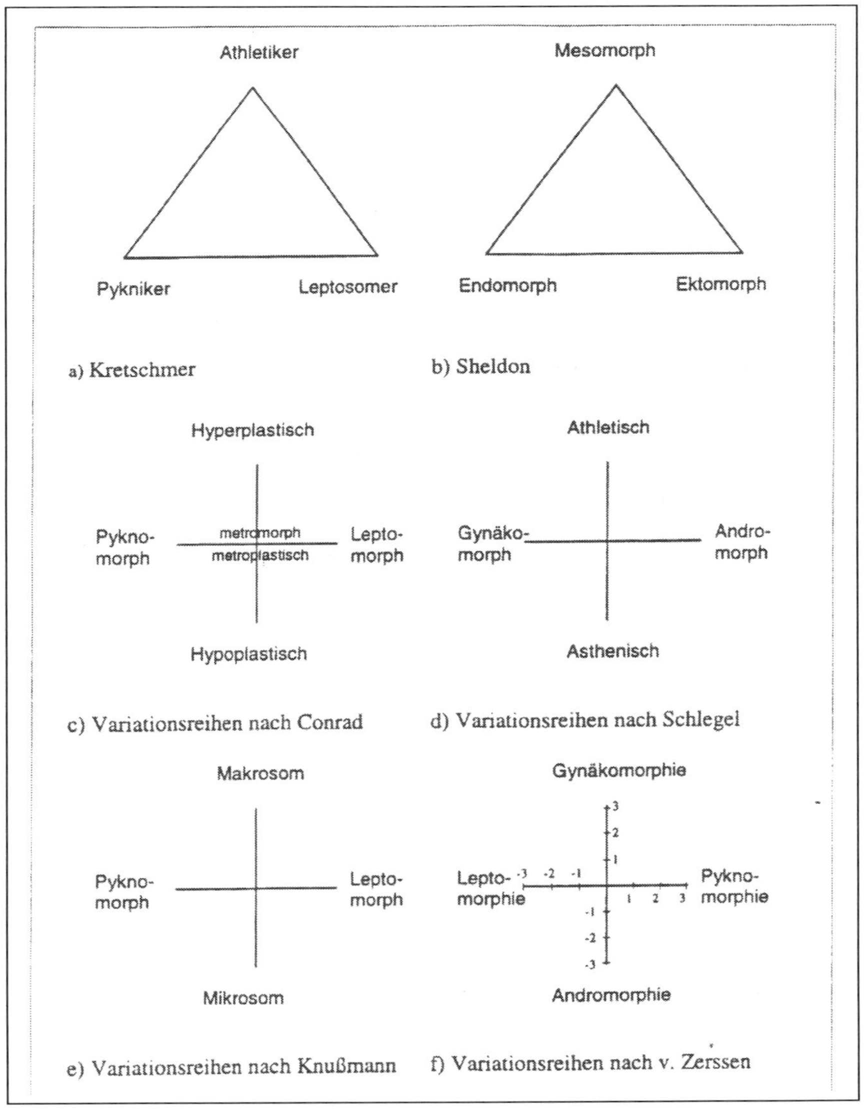

Conrad und Knussmann

Etwa gleichzeitig mit Sheldon, aber weit konsequenter, wird das Konzept, starre Typen durch Variationsreihen zu ersetzen, von dem Kretschmer-Schüler K. Conrad (1941, 1963) weiterverfolgt. Conrad löst sich von der Dreizahl und versteht die Körperbauvarianten als Schnittpunkte zweipoliger Variationsreihen. Nach diesem Konzept werden die reinen Typen lediglich als Extremvarianten oder Pole innerhalb einer Gesamtvariation betrachtet. Conrad arbeitet die offensichtliche Polarität von Leptosomen und Pyknikern noch schärfer als leptomorph-pyknomorphe Primärvariante heraus und stellt ihr eine zweite Variationsreihe von (athletisch-) hyperplastisch zu (asthenisch-) hypoplastisch als sog. Sekundärvariante gegenüber. Bei dieser Variationsreihe steht an einem Ende der Athletiker, am anderen der Astheniker, der nicht wie bei Kretschmer einfach als Extremvariante der Leptosomen aufgefasst wird.

Zwischen den Extremvarianten der beiden Variationsreihen, die sowohl für das männliche als auch das weibliche Geschlecht gelten, gibt es zahlreiche Übergänge. Am Schnittpunkt der beiden Variationsreihen steht der metromorphe bzw. metroplastische Habitus, der als idealer Mitteltypus betrachtet wird (Conrad 1963, S. 110) und der mit dem Durchschnittstypus von Sheldon parallelisiert werden kann.

Die metrische Charakterisierung der Körperbauform in der leptomorph-pyknomorphen Variationsreihe erfolgt durch den Strömgren-Index (Verhältnis von Körperhöhe, sagittalem und transversalem, der von Conrad als Metrik-Index bezeichnet und in 9 Klassen eingeteilt wird (A = ultrapyknomorph bis I = ultraleptomorph). Für die biometrische Charakterisierung der hyperplastisch-hypoplastischen Reihe wurde später von Conrad (1963) der „Plastik-Index" entwickelt (Schulterbreite + Handumfang + größter Unterarmumfang), bei dem ebenfalls 9 Stufen (l = ultrahypoplastisch bis 9 = ultrahyperplastisch) unterschieden werden. Da es sich bei den beiden Variationsreihen nach Conrad um weitgehend unabhängige Wuchstendenzen handelt, können die Variationsreihen rechtwinklig zueinander angeordnet symbolisiert werden. Hierdurch entsteht eine Art Koordinatensystem, in dem die Stellung jedes Individuums bezüglich der beiden Variationsreihen angegeben werden kann, wobei körperbautypologische Unterschiede zwischen denjenigen Individuen bestehen, die bezüglich beider Variationsreihen eine entgegengesetzte Position einnehmen.

Conrad hat auch erstmals die Beziehung insbesondere der Primärvariante zu dem ontogenetischen Entwicklungsablauf herausgestellt, eine Beziehung, die er „ontogenetisches Strukturprinzip" nennt. Danach verhält sich der Pyknomorphe zum Leptomorphen wie eine ontogenetisch frühere zu einer ontogenetisch späteren Proportionsstufe.

Insgesamt gilt für die Ausprägung des Konstitutionstypes:

Individuum = Genotypus (Latenz – Manifestation) ⇔ Paratypus (Adaption – Kondition)

⇓ Konstitution ⇓

⇓ Phänotypus ⇓

Messung Konstitutionstypen	Wert
Proband	
Alter LA	
Geschlecht	
Körperhöhe KH (cm)	
Stammlänge (cm)	
Gewicht KG (kg)	
Symphysenhöhe (cm)	
Schulterbreite AB (cm)	
Beckenbreite (cm)	
Bauchumfang (cm)	
Brustkorbtiefe BT (cm)	
Brustkorbbreite BB (cm)	
Brustumfang (cm)	
Hüftumgang (cm)	
Kopfumfang (cm)	
Armlänge links mit Hand (cm)	
Armlänge links ohne Hand (cm)	
Kopfumfang in % der Körperhöhe	
Brustumfang in % der Körperhöhe	
Bauchumfang in % der Körperhöhe	
Schulterbreite in % der Körperhöhe	
Brustkorbreite in % der Schulterbreite	
Beckenbreite in % der Schulterbreite	
Pignet-Index	
Kretschmerbreite	
Kühnel-Index	
Handumfang HU (cm)	
Fußlänge (cm)	
Handlänge (cm)	
Schuhgröße (cm)	
Konfektionsgröße OB/UB	

Skelettmasse Konstante*((Ebr+HBr+KnBr+KnöBr/4)2*KpH/1000)	
Epicondylenbreite (cm)	
Handgelenkbreite (cm)	
Unterarmunfang UU (cm)	
Kniebreite (cm)	
Knöchelbreite (cm)	
Konstante 1,0-1,2 (s. Skelettmasse)	
Plastik-Index P.I. (AB+HU+UU) s.Tab.24/25	
Metrik-Index M.I. (KH/BB – BT) s.Tab.22/23	

Zitiert nach Bernhard & Jung (1998):

Tabelle 22
Metrikindex für Männer

	Gruppe
+ 1,1 und darüber	Ultra A
+ 1,0 + 0,9 + 0,8	A
+ 0,7 + 0,6 + 0,5	B
+ 0,4 + 0,3 + 0,2	C
+ 0,1 + 0,0 — 0,1	D
— 0,2 — 0,3 — 0,4	E
— 0,5 — 0,6 — 0,7	F
— 0,8 — 0,9 — 1,0	G
— 1,1 — 1,2 — 1,3	H
— 1,4 — 1,5 — 1,6	I
— 1,7 und darunter	Ultra I

Tabelle 23
Metrikindex für Frauen

	Gruppe
+ 0,9 und darüber	Ultra A
+ 0,8 + 0,7 + 0,6	A
+ 0,5 + 0,4 + 0,3	B
+ 0,2 + 0,1 + 0,0	C
— 0,1 — 0,2 — 0,3	D
— 0,4 — 0,5 — 0,6	E
— 0,7 — 0,8 — 0,9	F
— 1,0 — 1,1 — 1,2	G
— 1,3 — 1,4 — 1,5	H
— 1,6 — 1,7 — 1,8	I
— 1,9 und darunter	Ultra I

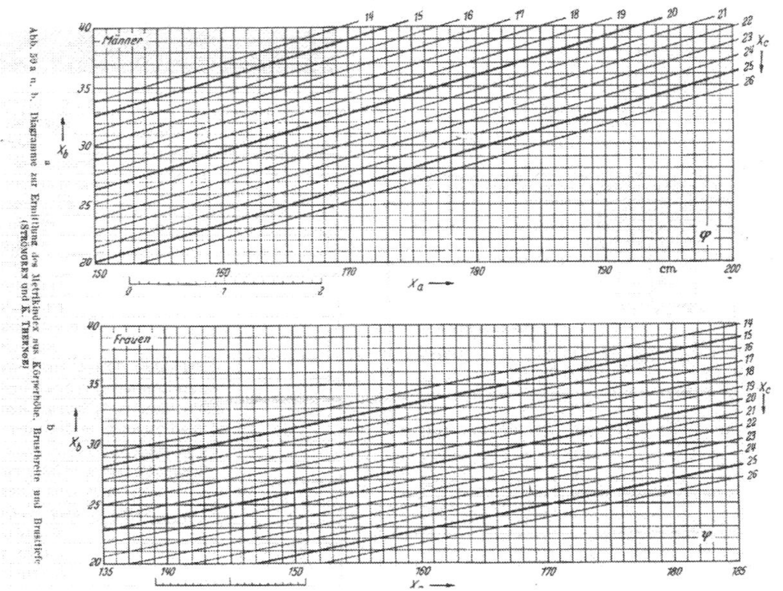

Abb. 59 a u. b. Diagramme zur Ermittlung des Metrikindex aus Körperhöhe, Brustbreite und Brusttiefe (STRÖMGREN und K. THERNOE)

Tabelle 24
Plastikindex für Männer

AB+HU+UU	Gruppe
bis 73,3	Ultra 1
73,4 — 75,9	1
76,0 — 78,5	2
78,6 — 81,1	3
81,2 — 83,7	4
83,8 — 86,3	5
86,4 — 88,9	6
89,0 — 91,5	7
91,6 — 94,1	8
94,2 — 96,7	9
96,8 und darüber	Ultra 9

Tabelle 25
Plastikindex für Frauen

AB+HU+UU	Gruppe
bis 66,8	Ultra 1
66,9 — 69,2	1
69,3 — 71,6	2
71,7 — 74,0	3
74,1 — 76,4	4
76,5 — 78,8	5
78,9 — 81,2	6
81,3 — 83,6	7
83,7 — 86,0	8
86,1 — 88,4	9
88,5 u. darüber	Ultra 9

Koordinatensystem zur Feststellung des Metrik- und Plastik-Index:

Name:	
KG: KH: BB: BT:	LA: AB: UU: HU:
M.I.: R-Beh.: Besonderheiten:	P.I.: G-Beh.:

	1	2	3	4	5	6	7	8	9
I									
H									
G									
F									
E									
D									
C									
B									
A									

Zitiert nach Strömgren (1937)

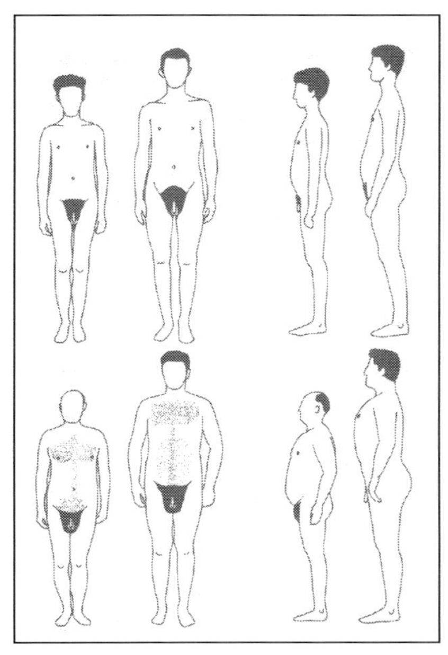

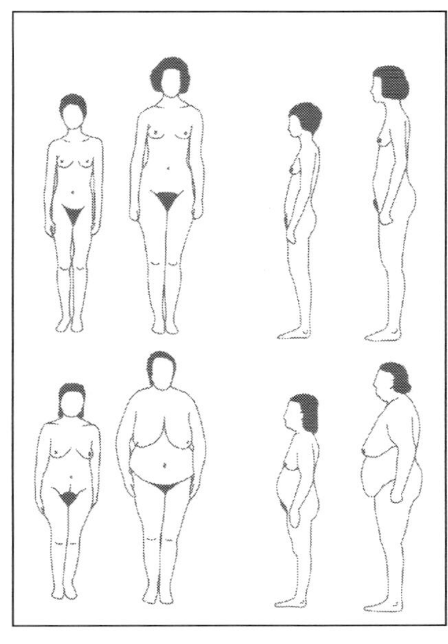

Konstitutionstypen: Hypo- und hyperplastische Lepto- und Pyknomorphe der Männer (H3, I8, B2 und B8) und Frauen (H2, H7, C3 und B9) (v. Karolyi 1971).

Entwicklung der Körperproportionen von der Befruchtung bis zur Reife
(nach Findeisen, Linke & Pickenhain 1976)

Entwicklungsstadien (nach Findeisen et al. (1976, Tab. 28, S. 251)		
Vorgeburtliches Alter	1	stärkstes Längenwachstum
	2	größte Gewichtszunahme
Säuglinge- und Kleinkind	1	kontinuierliche Abnahme der Körperhöhen- und Gewichtszunahme
	2	Erlernen von einfachen und kombinierten Bewegungsfertigkeiten
	3	Durchbruch des I Zahnes (Milchgebiß)
Frühes und mittleres Schulalter		1 erster Gestaltwandel (etwa 6—10 Lebensjahr)
	2	verstärktes Längenwachstum
	3	Disharmonie zwischen Rumpf und Extremitäten
vorpuberale Phase	1	Beginn Mädchen 9 -10 Lebensjahr Knaben 10 - 11 Lebensjahr
	2	Beginn der Ausbildung der spezifischen Geschlechtsmerkmale
	3	Normalisierung der Körperproportionen
	4	Festigung der Bewegungskoordination
Reifungsalter (Pubertät)		
Erste puberale Phase (Pubeszenz)	1	(zweiter Gestaltwandel 11 —14 Lebensjahr)
	2	geschlechtliche Reife
	3	gesteigertes Längenwachstum
	4	Disproportionen zwischen Extremitäten und Rumpf
	5	Koordinationsstörungen
Zweite puberale Phase (Adoleszenz)	1	Beginn Mädchen 12-14 Lebensjahr Knaben 15-16 Lebensjahr
	2	Harmonisierung der Körperproportionen
	3	Harmonisierung der Bewegungsabläufe
	4	Abschluß der geschlechtsspezifischen Differenzierung

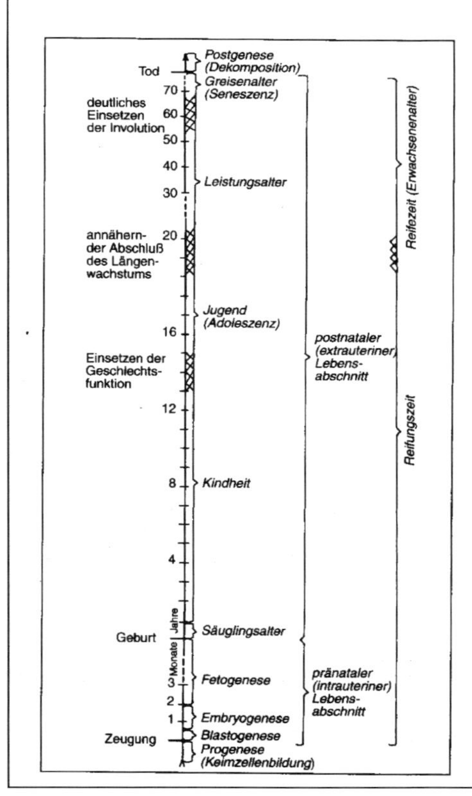

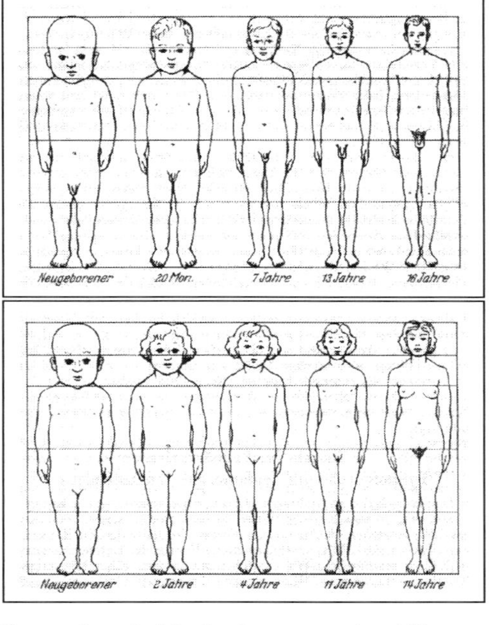

Proportionale Veränderungen des Körpers (nach Corand (1963) Der Konstitutionstypus. Springer, Berlin, Göttingen, Heidelberg; Abb. 1, S. 16)

3.1.2. Biometrie

Die Biometrie stellt für die Forensische Anthropologie das wichtige Werkzeug dar. Technische Hilfsmittel zur Erhebung und nachfolgende statistische Auswertung der Daten, sind notwendig um vom Phänomen auf die Gesamtheit von Merkmalen und das Auftreten innerhalb einer Gesellschaft schließen zu können. Darauf basiert die Identifikation des einzelnen Menschen. Die Anthropometrie und die Osteometrie sind die grundlegenden Disziplinen der Biometrie. Mit den relativ neuen Forschungs- und Anwendungsbereichen des digitalen und vor allem des genetischen Fingerabdrucks und der Entwicklung und dem Einsatz modernster Technik sind wesentliche Möglichkeiten der persönlichen Identifikation hinzugekommen, mit denen auf statistisch hohem Niveau der eindeutigen Zuweisung gearbeitet werden kann.

Definition

Der Begriff Biometrie leitet sich von den griechischen Wörtern „bios“ (Leben) und „metron“ (Maß) ab.

Biometrie ist als Lehre von der Anwendung mathematisch-statistischer Methoden auf die Mess- und Zahlenverhältnisse der Lebewesen und ihrer Einzelteile definiert. Da mit Hilfe der Biometrie physische (körperliche) oder verhaltenstypische Merkmale erfasst und ausgewertet werden können, ist sie als Wissenschaft der Körpermessung von Lebewesen zu betrachten. In der Informationstechnologie bedeutet Biometrie das Erkennen von Benutzern aufgrund ihrer persönlichen Eigenschaften.

Biometrische Verfahren zur Identifikation und Verifikation

Als biometrische Identifikation bezeichnet man die Feststellung der Identität eines Individuums. Bei biometrischer Identifikation gibt das Individuum zunächst seine biometrischen Meßdaten ab, aus denen dann die Verifikationsdaten gebildet werden. Es wird dann eine Datenbasis von Referenzdaten von N Individuen (bei der man davon ausgeht, daß sich das zu identifizierende Individuum unter den Eigentümern der Referenzdaten befindet) nach solchen Referenzdaten durchsucht, die mit den präsentierten Verifikationsdaten die beste Übereinstimmung zeigen. Man nennt den Prozess daher auch einen "Eins-zu-N-Vergleich".

Anwendung

Die Biometrie ermöglicht es, Zufälligkeiten der Natur mathematisch abzubilden. Sie dient daher in unterschiedlichen Wissenschaftszweigen der Planung und Auswertung von Experimenten und Erhebungen. Auf dem Gebiet der Medizin ergeben sich aufgrund dessen vor allem folgende

Anwendungen:

1. Bereitstellung wissenschaftlicher Methoden zur Planung, Durchführung und Auswertung klinischer Studien
2. Bewertung von Diagnose- und Behandlungsverfahren
3. Erforschung der Wahrscheinlichkeit möglicher Arzneimittelnebenwirkungen.

Ein weiterer wesentlicher Anwendungsbereich der Biometrie betrifft Identifikationssysteme zur Erkennung von Personen. Dominierend sind hier Überwachungs- und Zugangskontrollsysteme bei Polizei und Justiz, gefolgt vom Finanzbereich und den Bereichen Gesundheit, Sozialhilfe, Computersicherheit und Zugang zu Telekommunikationssystemen.

Biometrische Systeme dienen der automatischen Identifizierung oder Identitätsbestätigung von Individuen, basierend auf physiologischen oder Verhaltens-Charakteristika. Diese beinhalten Stimmabdrücke, Hand- und Fingergeometrie, Augenstruktur, besondere Handbewegungen, Handschrifterkennung, Gesichtsgeometrie und Fingerabdrücke.

Biometrische Verfahren zur Erkennung von Personen wurden und werden entwickelt, um nur Befugten den Zutritt zu bestimmten Gebäuden, Räumlichkeiten, Geldautomaten sowie speziellen Bereichen der Informationstechnologie zu gewähren oder die Kontrolle von Personen z. B. an Grenzübergängen oder Flughäfen zu verbessern. Sie finden auch bei der Dokumentenausstellung und bei elektronischen Wegfahrsperren für Autos Anwendung. Darüber hinaus ist ihr Einsatz bei der Abgabe von Willenserklärungen aufgrund automatischer Unterschriftenprüfung im elektronischen Rechtsverkehr möglich. Eine Aufnahme biometrischer Merkmale in Pässe und Personalausweise kann zur Erhöhung sowohl der Sicherheit als auch der Fälschungssicherheit entsprechender Dokumente beitragen. Grundlage biometrischer Verfahren zum computergestützten Erkennen von Menschen bilden biologische Merkmale, wie Fingerabdruck, Handabdruck,

Hand- und Fingergeometrie, Gesicht, Auge (Iris und Netzhaut) und sogar der Körpergeruch, oder verhaltensspezifische Merkmale, wie die Stimme, typische Körperbewegungen, die Unterschrift oder der Rhythmus der Tastaturbetätigung. Um diese Merkmale auswerten zu können, werden die Daten zunächst erfasst und mit Hilfe mathematisch-statistischer Methoden so abstrahiert, dass von den wesentlichen Merkmalen Referenzmuster in Dateien (teilweise verschlüsselt) abgespeichert werden können.

Als Messgeräte dienen Sensoren oder Scanner, wie z. B. Systeme zur Identifizierung dem Identitätsnachweis der Person. Durch einen Vergleich mit den gespeicherten Referenzdaten vieler Individuen (1:n-Vergleich = **„one-to-many"**) wird die Identität einer Person ermittelt. Systeme zur Verifizierung stellen fest, ob die von einer Person behauptete Identität tatsächlich zutrifft. Hierzu werden die Eingangsdaten mit den für die bestimmte Person gespeicherten Referenzdaten verglichen (1:1-Vergleich = **„one-to-one"**).

Beurteilung biometrischer Verfahren

Da die Ergebnisse biometrischer Verfahren aus Wahrscheinlichkeitsberechnungen abgeleitet werden, ist eine hundertprozentige Sicherheit nicht gegeben.

Voraussetzung für einen sinnvollen Einsatz biometrischer Verfahren zur Identifikation von Personen ist die Erfassung geeigneter Charakteristika zur unverwechselbaren Unterscheidung einzelner Individuen. Biometrische Merkmale sind von Unbefugten schwer zu fälschen oder zu kopieren, da sie an biologische Besonderheiten einer Person gebunden sind. Bei korrekter Zuordnung zu Referenzdaten erlauben sie eine Überprüfung, ob es sich um die betreffende Person handelt.

Fingerabdruck-Verfahren gelten als kostengünstig und hinreichend sicher.

Handgeometrieverfahren (z.B. Feststellung des TRC) gewährleisten aufgrund zu vieler Ähnlichkeiten bei unterschiedlichen Individuen nur eine eingeschränkte Sicherheit. Verfahren zur Auswertung von Augenmerkmalen werden als sehr sicher bewertet. Sie sind allerdings mit einem hohen Kostenaufwand verbunden und werden wegen des (zwar ungefährlichen) Laserstrahls, der die Iris oder die Netzhaut abtastet, nicht ohne weiteres akzeptiert. Gesichtserkennungsverfahren werden allgemein akzeptiert, sind jedoch noch sehr kostenintensiv. Durch multiple Biometrie, die mehrere unterschiedliche biologische Merkmale überprüft, lässt sich eine größtmögliche Sicherheit erreichen.

Voraussetzung beim Einsatz biometrischer Verfahren ist in allen Bereichen die unbedingte Zweckbindung und der Schutz der Referenzdaten, um zu verhindern, dass die erfassten personenbezogenen Daten anderweitig und zum Nachteil der Person genutzt werden. Besondere sicherheitstechnische Anforderungen sowie potenzielle soziale und gesellschaftliche Folgen sind daher bei der Anwendung zu berücksichtigen.

3.1.2.1. Digitale Fingerabdruck-Erkennung

Daktyloskopie = "Fingerschau" (griech."Daktylos" = Finger, "skopein" = schauen)

Schon ab 2000 v. Chr. wurden in Ägypten, China und Japan Fingerabdrücke zur Identifizierung in Zivilangelegenheiten genommen. Mitte des 19. Jahrhunderts hielt die Daktyloskopie Einzug in die Kriminalistik. Bereits 1902 regte der damals 19jährige Robert Heindl die Einführung der Daktyloskopie für die deutsche Polizei an. Am 01.04.1903 richtete das Land Sachsen die erste "Daktyloskopische Landeszentrale" ein.

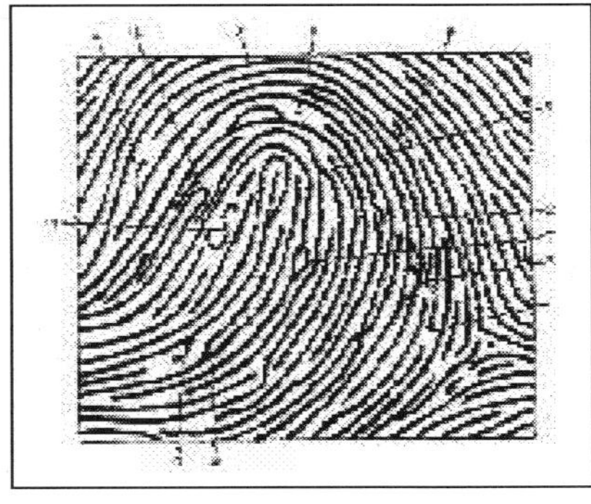

Die biometrische Methode der Fingerabdruck-Erkennung geht zunächst grundsätzlich von einem Graustufenbild eines Fingerabdruckes aus, aus welchem dann bestimmte charakteristische Merkmale extrahiert werden. Zur Darstellung von Fingerabdrücken gibt es verschiedene Verfahren.

Durch individuelle Vorgehensweise (z.B. dem "Greifverhalten") hinterlassen Menschen oft nur Fragmente von Abdrücken auf Gegenständen. Darüber hinaus sind eine Reihe von Faktoren für die "Qualität" und Haltbarkeit einer Spur verantwortlich:

- der Spurenverursacher (z.B. Schweißabsonderung),
- die Beschaffenheit des Spurenträgers (z.B. Oberfläche und Saugfähigkeit),
- die Entstehungsbedingungen (z.B. Stärke und Dauer des Druckes),
- äußere Einwirkungen (z.B. Wettereinflüsse).

Klassifizierung

Um bei der Identifikation eines Individuums nicht zu viele Vergleiche von Fingerabdrücken durchführen zu müssen, wird ein Fingerabdruck zunächst einmal klassifiziert, d.h. die Zugehörigkeit zu einer bestimmten Klasse von Fingerabdrücken ermittelt. Auf diese Weise ist es möglich, eine Datenbasis von Fingerabdrücken in kleinere Bereiche einzuteilen und einen präsentierten Fingerabdruck dann nur mit den Referenzdaten aus dem jeweiligen Bereich zu vergleichen.

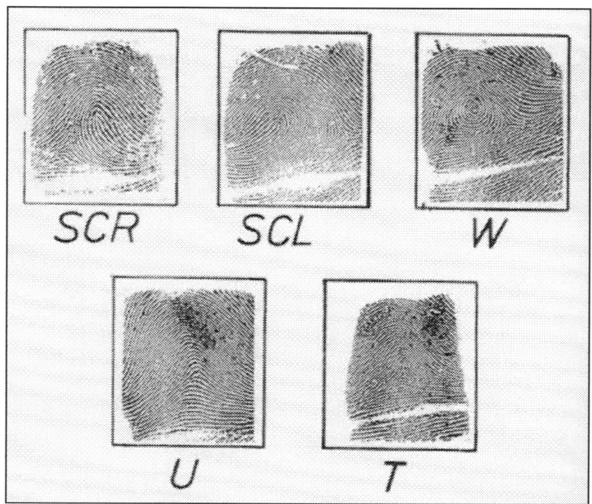

Die wesentliche Klassen von Fingerabdrücken sind "Arch" (nur einfache Bögen), "Tented Arch" (steil ansteigende und wieder steil abfallende Linien vorhanden), "Loop" (Schleife vorhanden) und "Whorl" (Windung vorhanden). SCR = Schleife rechts, SCL = Schleife links, W = Wirbel, U= Ulnarer Bogen, T= Tannenbogen.

Linien-Typen

Bezeichnung der Merkmale:

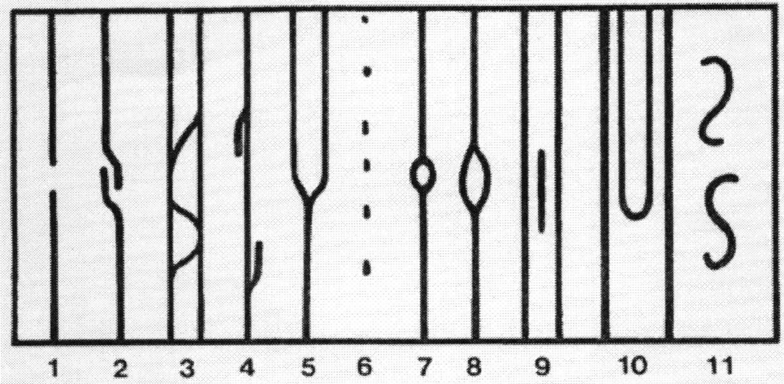

1. Beginn und Ende
2. Ausweichende
3. Linienverästelungen
4. Haken
5. Gabelung
6. Punkt
7. Auge
8. Insel
9. Eingelagerte Linie
10. Eingelagerte Schleife
11. Sonderheiten

Merkmals-Extraktions-Algorithmus

Bei einem biometrischen Vergleichsverfahren werden die vom biometrischen Sensor aufgenommenen Messdaten nicht komplett abgespeichert bzw. verglichen; es müssen charakteristische Merkmale extrahiert werden. Die Extraktion der abzuspeichernden Referenzdaten bzw. der mit ihnen zu vergleichenden Verifikationsdaten aus aufgenommenen Messdaten erfolgt mit einem geeigneten Merkmals-Extraktions-Algorithmus.

Merkmals-Vergleichs-Algorithmus

Der Merkmals-Vergleichs-Algorithmus dient zum Vergleich der von einem zu verifizierenden (oder zu identifizierenden) Individuum präsentierten Verifikationsdaten mit vorher abgespeicherten Referenzdaten . Es wird eine Vergleichsgröße berechnet.

Im Falle einer Verifikation ist die Authentisierung erfolgreich, wenn die Vergleichsgröße innerhalb einer vorgegebenen Toleranzgrenze liegt. Im Falle einer Identifikation wird das Individuum als der Inhaber der Referenzdaten erkannt, bei der die Vergleichsgröße die beste Übereinstimmung anzeigt.

Die Toleranzgrenze wird in Abhängigkeit der gewünschten Werte für die Falsche Akzeptanz-Rate und die Falsche Rückweisungs-Rate bestimmt.

Minutien

Minutien nennt man die charakteristischen Punkte eines Fingerabdruck-Bildes wie Verzweigungs- und Endpunkte von Linien. Die mathematischen Informationen zur Kodierung der Minutien werden mit einem entsprechenden Merkmals-Extraktions-Algorithmus aus den Daten eines Fingerabdruck-Bildes extrahiert und als Verifikations- und Referenzdaten zur Fingerabdruck-Erkennung verwendet: Ein Individuum wird als Besitzer der entsprechenden Referenzdaten erkannt, wenn sie in einer vordefinierten Anzahl von Minutien mit den Verifikationsdaten übereinstimmen.

Wie in den folgenden Bildern dargestellt, werden die Minutien in mehreren Schritten aus dem Originalbild gewonnen:

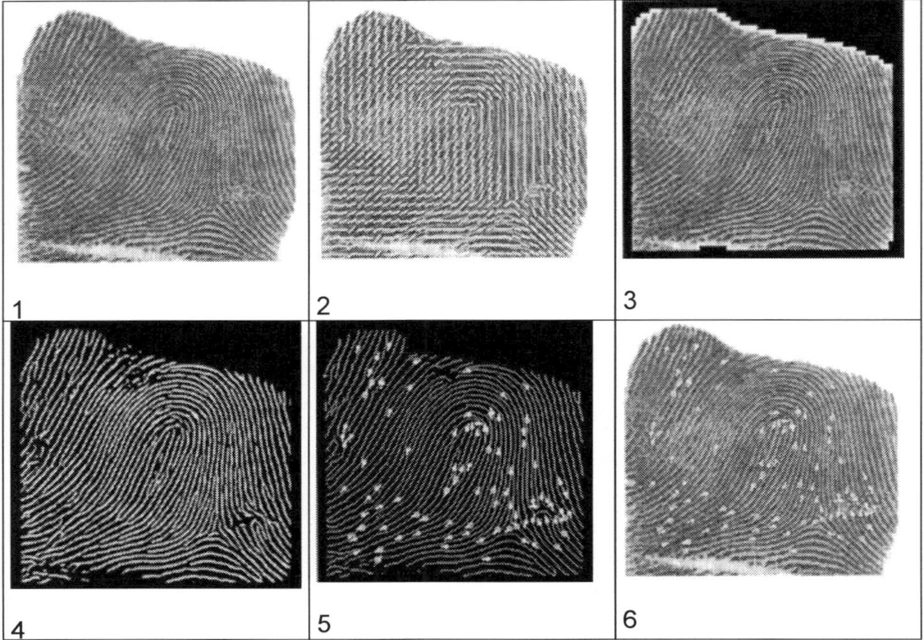

(1) Original-Graustufenbild des Fingerabdruckes.

(2) Aus dem Originalbild wird zunächst das Richtungsfeld berechnet.

(3) Anschließend erfolgt eine Einteilung in Vordergrund und Hintergrund.

(4) Rillenmuster nach Herausfilterung des Hintergrundes.

(5) Schließlich wird das Skelett mit den markierten Minutien berechnet.

(6) Überlagerung der extrahierten Minutien mit dem Original-Graustufenbild.

Directional Codes

Directional Codes dienen zur Klassifizierung von Fingerabdrücken und zur Vorbereitung der Extrahierung von Minutien: Das Fingerabdruck-Muster wird in Gebiete eingeteilt und jedem Gebiet wird ein directional code als die durchschnittliche Richtung der Fingerrillen in diesem Gebiet zugeordnet; der directional code wird als die zur Richtung der schnellsten Grauwert-Veränderung orthogonale Richtung bestimmt.

Diese Art der Darstellung eines Fingerabdruckes wird auch als "Richtungsbild" oder "Orientierungbild" bezeichnet.

Dynamische Merkmale

Als dynamische biometrische Merkmale bezeichnet man Verhaltensmerkmale; hierbei muss ein Individuum in irgendeiner Form aktiv werden, damit seine biometrischen Daten aufgenommen werden können (im Gegensatz zu statischen biometrischen Merkmalen).

Beispiele für die Erkennung dynamischer biometrischer Merkmale sind Stimmerkennung, dynamische Signatur-Erkennung und Tippverhaltens-Erkennung.

Statische Merkmale

Als statische biometrische Merkmale bezeichnet man feststehende physiologische Merkmale eines Individuums, die immer vorhanden sind, ohne dass das Individuum hierzu aktiv werden muss (im Gegensatz zu dynamischen biometrischen Merkmalen).

Beispiel für die Erkennung statischer biometrischer Merkmale sind Fingerabdruck-Erkennung, Hand- und Fingergeometrie-Erkennung, Gesichtsbild-Erkennung sowie Iris- und Augenhintergrund-Erkennung

Verifikationsdaten

Als Verifikationsdaten bezeichnet man die bei der Identifikation oder Verifikation aus aktuellen biometrischen Messdaten eines Individuums mit Hilfe des Merkmals-Extraktions-Algorithmus extrahierten Daten. Sie werden anschließend mit Hilfe des Merkmals-Vergleichs-Algorithmus mit vorher abgespeicherten Referenzdaten verglichen

AFIS (Automatisiertes- Fingerabdruck-Identifizierungs-System)

Neben klassischen Arbeitsmitteln wie Lupe, Zählnadeln und Vergleichsgerät (Bild links) nutzen Daktyloskopinnen / Daktyloskopen heute auch modernste Computersysteme wie das **AFIS**. 1993 wurde das Computersystem AFIS mit bundesweiter Vernetzung eingeführt. Ca. 2.600.000 Personen sind aktuell im AFIS gespeichert, das sind ca. 26.000.000 Fingerabdrücke. AFIS ermöglicht u.a. einen

Abgleich, der durch das Bundeskriminalamt in Wiesbaden eingelesenen Fingerabdruckblätter, mit Tatortspuren aus Niedersachsen.

Quellen:

- http://www.darmstadt.gmd.de/~scheuerm/lexikon/rahmen_eng.html
- http://www.datenschutz-berlin.de/jahresbe/98/teil3-5.htm
- http://www.identix.ch/Einfuehrung/Biometrie%20deutsch.html
- http://www.itas.fzk.de/deu/tadn/tadn001/tagungsbericht2.htm
- http://biometrie.inhos.de/
- http://www.uni-kiel.de/medinfo/biometrie/pdf/notes01.pdf
- http://www.polizei.thueringen.de/lka/wissenschaft/

und als Monographie:

Jain A K, Bolle R, und Pankanti S 1999: Biometrics - Personal Identification in Networked Society. Kluwer Academic Publishersm Boston, Dordrecht, London.

3.1.2.2. Der Genetische Fingerabdruck

Die menschliche Erbsubstanz (DNA) ist grundsätzlich in allen kernhaltigen Zellen des Menschen identisch. Sie setzt sich aus kodierenden (Introns) und nicht kodierenden Abschnitten (Exons) zusammen. Die kodierenden Abschnitte enthalten die Gene, sozusagen den Bauplan des Menschen.

Für die Individualidentifizierung sind aber die nicht kodierenden Abschnitte interessant weil diese stärker variieren können. Bei dem sog. Genetischen Fingerabdruck werden also gar keine Gene untersucht. Deshalb ist der Begriff DNA-Typisierung zutreffender.

Anwendung findet die DNA-Typisierung bei der Prüfung von biologischen Tatortspuren, wie Blut, Sperma, Haare, Hautzellen u.a.. Kann an einer Spur dasselbe Typisierungsmuster nachgewiesen werden wie bei einem Verdächtigen, kommt dieser als Spurenleger in Betracht. Das heißt aber nicht, dass ein Spurenleger auch der Täter sein muss: Sein biologisches Material kann auch auf Umwegen zu dem Tatort gelangt sein oder sogar bewusst dort abgelegt worden sein. Die Interpretation des Ergebnisses einer DNA-Untersuchung ist also immer von den Ermittlungen abhängig.

Der Vergleich des DNA-Typisierungsmusters einer Spur erfolgt entweder direkt mit dem Typisierungsmuster eines Verdächtigen, mehrerer Verdächtiger bis hin zu Reihenuntersuchungen oder das Muster der Spur wird in die DNA-Analysedatei aufgenommen.

Weiterhin kann die DNA-Typisierung zur Identifizierung eines unbekannten Leichnams oder einzelner Organteile beitragen. Der Vergleich erfolgt über die Untersuchung persönlicher Gegenstände einer Person (Zahnbürste oder Rasierer) oder naher Verwandter.

Ein weiterer wichtiger Anwendungsbereich für DNA-Typisierungen sind Verwandtschaftstests, hier v.a. Vaterschaftstests. Weil die Erbsubstanz eines Menschen jeweils zu Hälfte vom biologischen Vater und der biologischen Mutter stammt, kann mittels DNA-Typisierung und –vergleich die Abstammung einer Person bestimmt oder ausgeschlossen werden.

In der forensischen Anthropologie finden DNA-Untersuchungen in der Osteologie Anwendung, also zur Frage der Identifizierung von Skeletten oder Skelettresten.

Hierbei handelt es sich meist um ältere DNA. Der Erfolg einer Typisierung ist im Wesentlichen abhängig von dem Erhaltungszustand der DNA. Für den Grad der Degradierung sind Art, Intensität und Dauer der destruierenden Einflüsse verantwortlich. Die Untersuchung degradierter DNA erfordert wesentlich mehr Aufwand als bei frischer DNA und kann in manchen Fällen sogar unmöglich sein.

Die menschliche DNA besteht aus langen doppelsträngigen Molekülen, die aus einzelnen Basen aufgebaut sind (Nucleotide). Einzelne DNA-Bereiche werden als Locus (mehrzahl Loci) bezeichnet. Forensisch verwertbar sind Loci, die in möglichst unterschiedlichen aber definierten Zuständen vorkommen können. Die einzelnen Zustände bzw. Varianten eines Locus bezeichnet man als Allele. Da mit Ausnahme des X- bzw. Y-Chromosoms beim Mann und hereditärer chromosomaler Erkrankungen bei allen Menschen jedes Chromosom zweimal vorkommt, besitzt jeder Locus zwei Allele.

Das eigentliche „DNA-Fingerprinting“ stammt aus dem Jahr 1985 (Jeffreys et al.) und basiert auf dem Restriktionsfragmentlängenpolymorphismus (RFLP). Die Ermittlung der Längenunterschiede (Polymorphismen) in den veränderlichen DNA-Bereichen (Loci) erfolgte nach dem gezielten Verdau genomischer DNA mit Hilfe von Restriktionsenzymen. Die dabei entstehenden Bruchstücke wurden anschließend in einem Agarose-Gel im elektrischen Feld der Länge nach sortiert. Nach Sichtbarmachung der Bruchstücke mit sog. Single-Locus-Sonden, Koppelung an eine Art Leuchtmolekül konnte ein Film belichtet werden. Der So erhaltene Strichcode erlaubte die Identifikation eines Menschen und gab, auch durch sein Aussehen, dem „genetischen Fingerabdruck“ seinen Namen.

Heutzutage werden die sog. Short tandem repeats (STRs) am häufigsten eingesetzt. Der entscheidende Vorteil dieser Methode ist, dass sie auf der sog Polymerase-Kettenreaktion (PCR) beruht, mit deren Hilfe Abschnitte aus geringsten Mengen DNA vermehrt (amplifiziert) werden können. Die amplifizierten Loci (Systeme) weisen unterschiedliche Anzahlen derselben Basenabfolgen auf. Die Längenbestimmung erfolgt mit der Gelelektrophorese oder mit einem Analyzer. Die Anzahl der Wiederholungen wird in Zahlen angegeben, was die Methode für die Erstellung einer Datenbank sehr geeignet macht. Bei Heterozygotie erhält man pro System somit zwei Zahlen (Allele), bei Homozygotie nur eine.

Beispiel:

--CGAG CGAG CGAG CGAG-- : Allel 4

--CGAG CGAG CGAG CGAG CGAG CGAG CGAG-- : Allel 7

Jedes Allel eines bestimmten Systems tritt in der Bevölkerung mit einer bestimmten Wahrscheinlichkeit auf, wobei jedoch regionale/ethnische Unterschiede der Verteilung vorliegen. Aus diesen Daten werden die Identitäts- oder Paternitätswahrscheinlichkeiten berechnet, indem man die einzelnen Wahrscheinlichkeiten aller untersuchten Systeme, vereinfacht ausgedrückt, aufmultipliziert. Je mehr STR-Systeme untersucht werden, desto größer wird die Übereinstimmungswahrscheinlichkeit und desto kleiner die Irrtumswahrscheinlichkeit.

Bei sehr stark degradierter DNA oder wenig Ausgangsmaterial (im Extremfall eine einzelne Zelle, Verhoff et al. 2002) gibt es die Möglichkeit, auf die Untersuchung der mitochondrialen DNA (mtDNA) zurückzureifen. Dieses ringförmige mtDNA-Molekül ist deutlich stabiler als die nucleäre DNA und in allen Mitochondrien in einer Vielzahl vorhanden. Je nach Zellart können pro Zelle zwischen 100 (Spermien) und mehreren Tausend (Muskelzellen) mtDNA-Moleküle enthalten sein. Die mtDNA besitzt eine sog. hypervariable Region, die nicht codierend ist. Für die Individualidentifizierung wird dieser Abschnitt sequenziert, d.h. die genaue Basenabfolge wird bestimmt und mit einer Referenzsequenz verglichen. Die Abweichungen von der Referenzsequenz sowohl der Spur als auch eines Verdächtigen werden verglichen.

Nachteile der mtDNA-Untersuchung sind, dass nur Vergleiche mit einem konkreten Verdächtigen möglich sind und keine Datenbankabfragen, wie bei den STRs. Bei einer Übereinstimmung des Musters von Spur und Verdächtigem werden bei weitem nicht so hohe Identitätswahrscheinlichkeiten erreicht wie bei den STR-Untersuchungen.

Weiterführende Literatur:

Benecke M (2001) Kriminalbiologie. Blt, Bergisch-Gladbach (2. Aufl.)

3.1.3. Gesichtsmorphologie

3.1.3.1. Anfänge der Kriminalistik

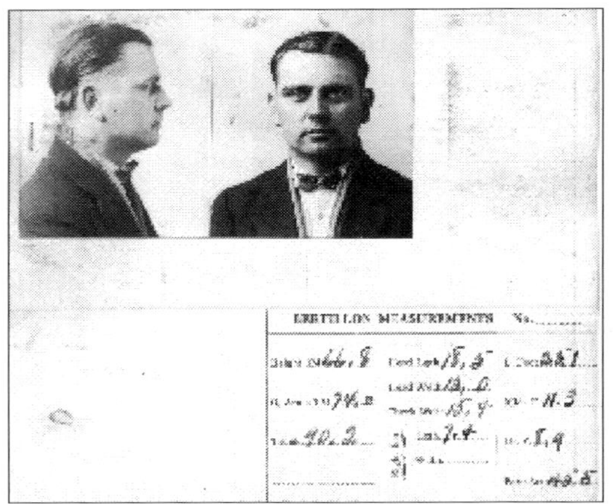

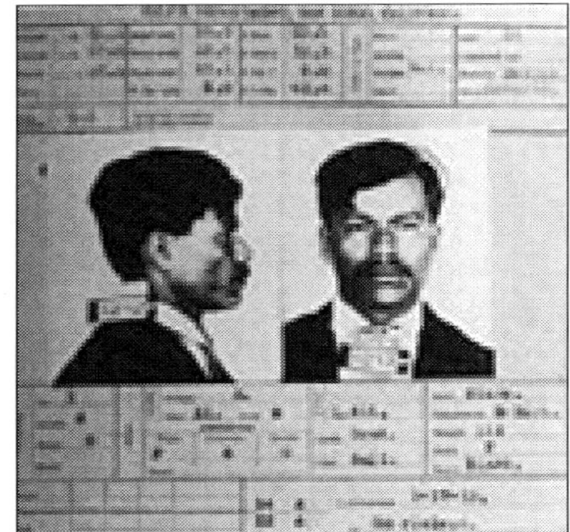

Alphonse Bertillon (1853-1914) gilt als der Erfinder des ersten effektiven Systems für die Identifikation Krimineller (Sekula 1989). Er kombinierte die Anthropometrie – die Vermessung des Körpers – mit der detaillierten Beschreibung von Gesicht und körperlicher Erscheinung, die einer präzise vorgegebenen Nomenklatur folgte – das sogenannte "portrait parlé". Außerdem wurden zwei Fotografien angefertigt, die das Gesicht einmal frontal und einmal von der Seite zeigten und eine Seriennummer erhielten (Becker 1992). Die Karteikarte des Polizei Departments San Diego, Kalifornien aus dem Jahr 1913 ist nach Bertillon'schem Vorbild entworfen. Im Zentrum stehen das Profil- und Frontalbild des Verhafteten. Darüber und darunter finden sich Angaben über dessen Aussehen, seine Körperbeschaffenheit, Herkunft, Alter und sozialen Status sowie die – zum Teil in Kürzeln abgefaßten – Ergebnisse der anthropometrischen Untersuchung, die Beschreibung von Stirn, Nase, Ohr und Kinn sowie die Angabe von Haarfarbe, Hautfarbe und Gewicht.

In seiner 1890 in Frankreich erschienenen Schrift "Die Gerichtliche Photographie" arbeitete Bertillon ein Regelsystem aus, das speziell die Verwendung der Fotografie für die polizeiliche Arbeit verbessern sollte. Denn – so Bertillon: "»Jede Photographie von Personen ist gemacht, um dieselben darauf wieder zu erkennen,« das ist ein wahrer Ausspruch von M. de la Palisse. Aber nirgends ist das Wiedererkennen mit grösserer Schwierigkeit verbunden, als bei Ausübung der gerichtlichen Photographie: sei es, dass man auf Grund früherer Photographien rückfällige Verbrecher wiedererkennen soll, sei es, dass man bei einer gerichtlichen Untersuchung versucht, durch Zeugen denjenigen, welchen man des Verbrechens verdächtigt, zu identifizieren" (Bertillon 1895, Abb. 22).

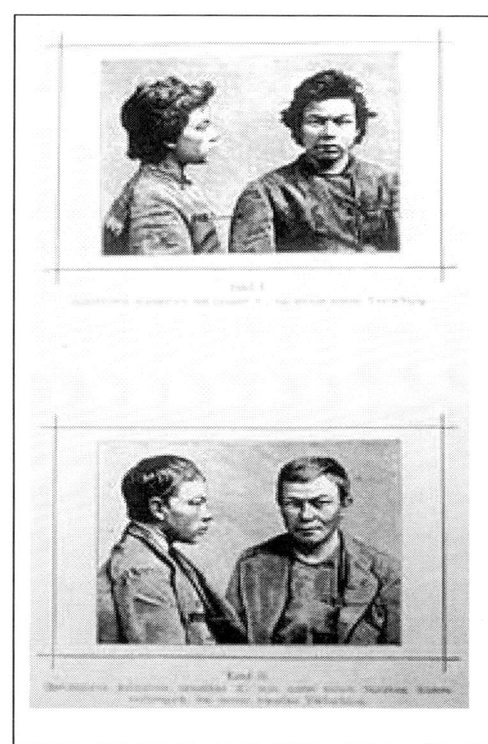

Bertillons Unternehmen hatte das Ziel, die Vergleichbarkeit sowohl einer Person mit einem/ihrem Bild als auch die Vergleichbarkeit von Personenaufnahmen untereinander zu optimieren. Hierfür war die "Gleichförmigkeit der Porträts" (Bertillon 1895, Abb. 3) die erste Bedingung. Diese sollte durch die Festsetzung von Standards bezüglich der Positionierung des zu Fotografierenden, der Kameraperspektive, der Wahl des Objektivs, des Bildausschnitts, der Schärfeneinstellung, der Beleuchtung und des Formats bei der Aufnahme sowie für die Vervielfältigung erreicht werden.

Die Tafeln zeigen jeweils Seiten- und Frontalansicht einer Person. Laut Bertillon handelt es sich bei den Abbildungen um dieselbe Person – einen rückfällig gewordenen Straftäter, der im Abstand von sechs Monaten "in demselben Atelier, zur selben Tageszeit mit demselben Apparate aufgenommen wurde" (Bertillon 1895, 13). In der Kombination von Profil- und en face-Bild sieht Bertillon am ehesten die Möglichkeit der Identifikation garantiert; denn das en face-Bild sei zwar die übliche Position in der direkten Begegnung mit Personen und könne spezifische Charakteristika sichtbar machen, das Profilbild aber zeige genau die unveränderlichen anatomischen Linien des Gesichts und beweise daher letztendlich die individuelle Identität (Bertillon 1895, 14f.). So sagt er auf die Abbildungen bezogen: "Die zwei Porträts, unter so verschiedenen psychologischen Zuständen aufgenommen, sind dermassen unähnlich, dass man sie für verschiedene Personen halten könnte, wäre da nicht die Gleichheit der Linien, welche das Profil zeigt, massgebend" (Bertillon 1895, 13).

Doch kann Bertillon diese "Maßgeblichkeit" der anatomen Linien nur behaupten, indem er das voraussetzt, um dessen Beweis es eigentlich geht – dass es sich auf den beiden Fotos um dieselbe Person handelt. Obwohl Bertillon die "Erinnerung" – eine psychische Instanz – durchaus als Kriterium für eine Wiedererkennbarkeit einbezieht, sind es letztendlich die "messbaren" Merkmale der Oberfläche, die für ihn entscheidend sind, und seine Standardisierungsvorgaben stehen genau unter dieser Prämisse. Oder anders ausgedrückt: Es ist die vermeintliche Möglichkeit des objektiven Messens, die für die Frage nach der fotografischen Ähnlichkeit bestimmend wird und die sogar 'das Fotografische' selbst auszuklammern sucht, wenn Bertillon schreibt:

"Die nach unserer Methode erhaltenen gerichtlichen Photographien werden ein wirkliches anthropometrisches Document bilden. Nach diesen Photographien können wir [...] mit derselben Genauigkeit messen und erläutern, wie dies direct an den lebenden Personen möglich ist" (Bertillon 1895, 13).

Was wir in diesem standardisierten Bild haben, ist – um John Tagg zu paraphrasieren – mehr als ein Bild eines mutmaßlichen Kriminellen. Es ist das Porträt eines Produktes eines disziplinarischen Prozesses: der zum Objekt gemachte Körper; fragmentiert und durchleuchtet; eingeschlossen in eine zellulare Raumstruktur, deren Architektur der Akten-Index ist. Oder wie Tagg an anderer Stelle formuliert: „Was diese Fotografien beweisen, ist, dass ihre scheinbare Natürlichkeit und Prägnanz das Ergebnis einer komplex codierten Intertextualität ist (Tagg 1993, 80). Genau diese Intertextualität ist es jedoch, die permanent verdrängt wird und der Fotografie allein den Nimbus des Evidenten und Ähnlichen verleiht".

Profil und En Face (www.thealit.dsn.de/serialitaet/ teil/brandes/brandes2.html)

Gesichtsidentifikation bei Kindern unter Berücksichtigung altersabhängiger Veränderungen des menschlichen Gesichtes und deren Einfluss auf die Identifizierbarkeit

Das Gesicht ist neben dem genetischen und dem digitalen Fingerabdruck die individuellste und variationsreichste morphologische Einheit für die Personenidentifikation.

Erwachsene Menschen zeigen charakteristische Strukturen, die gut beschrieben und verglichen werden können (Helmer et al. 1993). Die mehr oder weniger starken Veränderungen eines alternden Gesichtes können Schwierigkeiten bereiten, ein Gesicht eines Menschen nach Jahren mit einem kurzen Blick zu identifizieren. Es kommt sogar vor, dass eine Person Probleme hat, sich selbst auf einem Photo, insbesondere auf Gruppenfotos aus der Kindheit, wiederzuerkennen.

Bei einem Kindergesicht finden wachstumsbedingt gravierende Veränderungen in einem relativ kurzen Zeitraum statt. Betrachtet man den Proportions- bzw. den Gestaltwandel, den ein Mensch während seiner Reifung erfährt, ist dies eindeutig nachvollziehbar (Abb. 1). Die Veränderungen der Gesichtsmorphologie sind bereits vielfach bearbeitet und beschrieben worden (Knussmann 1996, Tab. 1).

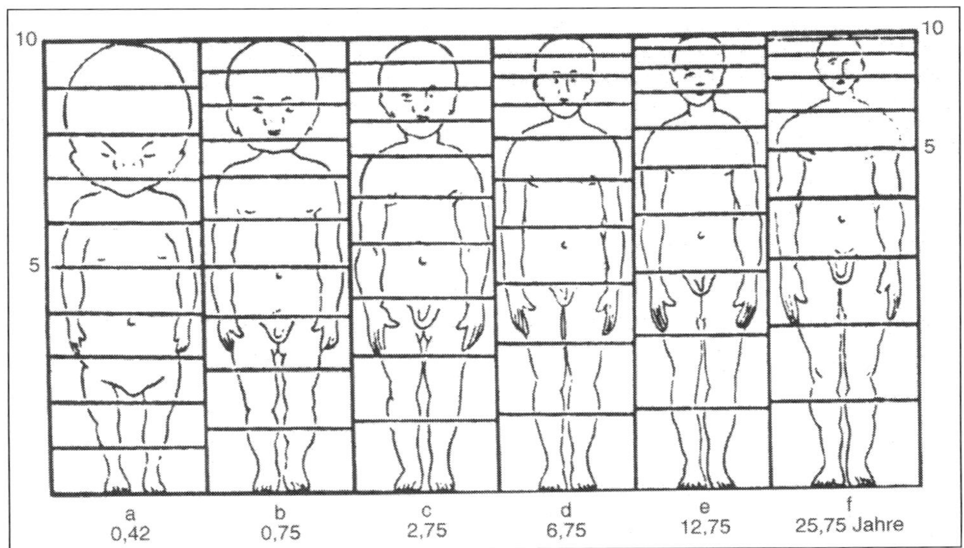

Abb. 1: Morphogenese: Entwicklung der Körper- und Gesichtsproportionen vom Fetus zum Erwachsenen (nach Knussmann 1996).

Obergesicht	Abflachen der *Tubera frontalia*, seitlicher Abfall des Lidspalts
Mittelgesicht	Nasenflügel verengen sich, die Nase wird insgesamt prominenter
Untergesicht	Keine Struktur im Speziellen: Der Unterkiefer ist stärker gewinkelt, bei Männern mehr als bei Frauen bedingt durch Muskelfunktion (Robustizität) geweitet

Tab. 1: Charakteristische morphologische Veränderungen des Gesichtes im Laufe des Lebens (modifiziert nach Knussmann 1996)

Es stellt sich die Frage, ab welchem Zeitpunkt der persönlichen Entwicklung ein Gesicht einzigartig und somit lebenslang identifizierbar ist.

Bei einem Erwachsenengesicht gibt es nur geringe Probleme, eine Spannbreite von individuellen Proportionen und geeigneten Strukturen zu erhalten. Ein Kindergesicht und selbst das Gesicht eines Jugendlichen zwischen 14-16 Jahren sind dagegen schwerer zu identifizieren.

Die Schwierigkeiten sind hauptsächlich auf das sogenannte Kindchenschema (Tab. 2) zurückzuführen mit seinen rundlichen Proportionen, die relativ einheitlich bei allen Kindern, ob Junge oder Mädchen zu finden sind. Mit dem Gestaltwandel beginnt das Gesicht zu reifen und an Individualität zu gewinnen.

Kinder: "Babygesicht"	**Erwachsene**: reifes Gesicht
- Überprortional große Augen (Proportion der Augenhöhlen -> Gesamtgesicht) - dickliche, plumpe Wangen - weiche, makellose Haut - kleine Nase - kleine Zähne, Gebiß	- abgeflachte Tubera frontalia - Lidspalte zieht seitwärts - Nasenflügel verschmälert - Prominentere Nase - weitwinkeliger Unterkiefer

Tab. 2: Gegenüberstellung der wichtigsten charakteristischen Morphologiemerkmale des Kinder- und Erwachsenengesichts

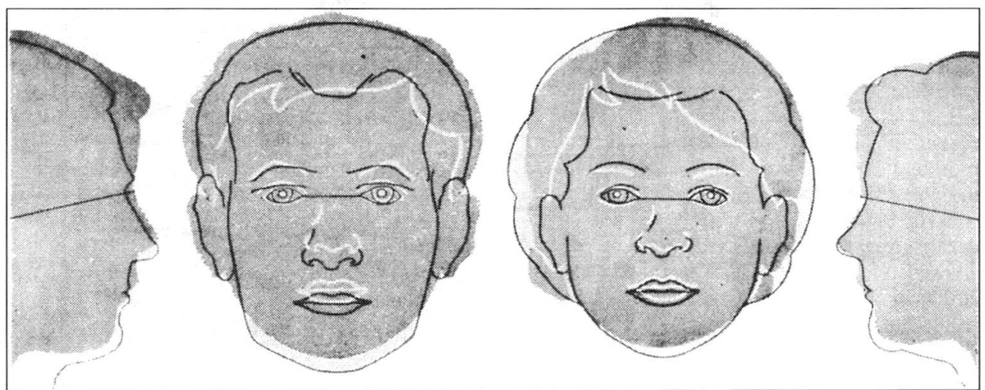

Abbildung 2: Form und Umgebungsstrukturen einer Frau und eines Mannes (schwarze Linien) im Vergleich zu denen eines siebenjährigen Jungen und eines Mädchens (dunkel gefärbter Bereich, die Umrisse der Lippen, Nase und Augenbrauen in weiß) (Hautvast 1967).

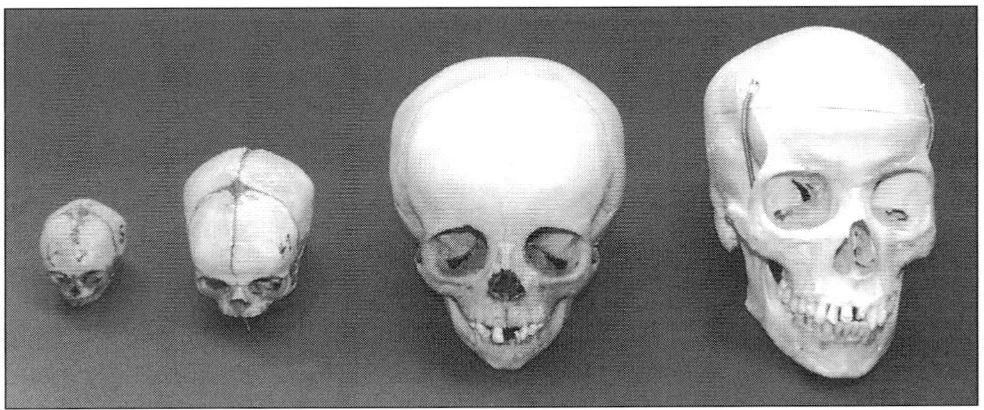

Abbildung 3: Frontalansicht von vier Schädeln: Fetus (6 Lunarmonate), Fetus (8-9 Lunarmonate), Kind (3-4 Jahre), und Mann, adult (25-35 Jahre).

Gibt es Bereiche bzw. Strukturen des Gesichtes, die nur einen geringgradigen oder gar keinen Wandel erfahren?

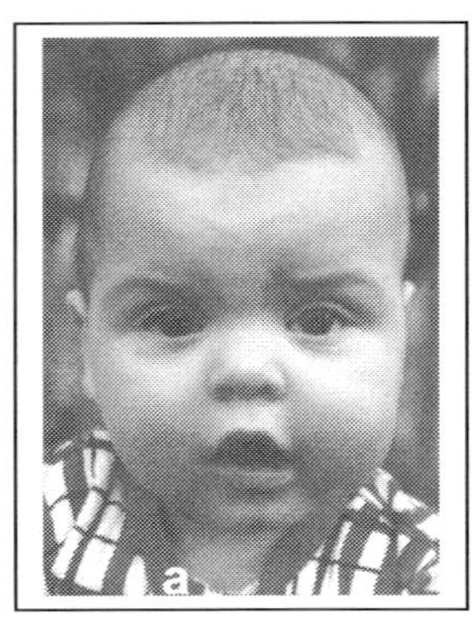

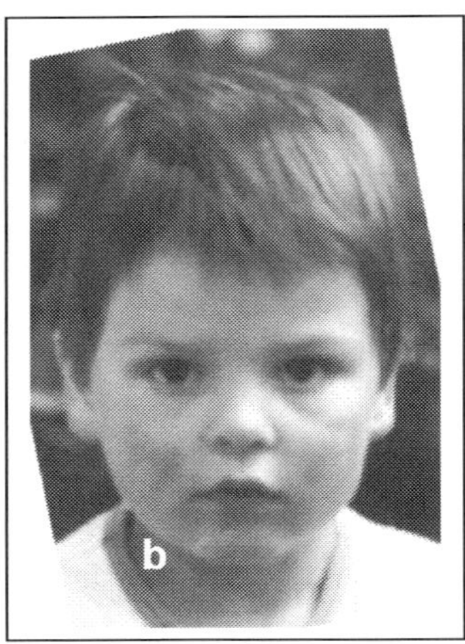

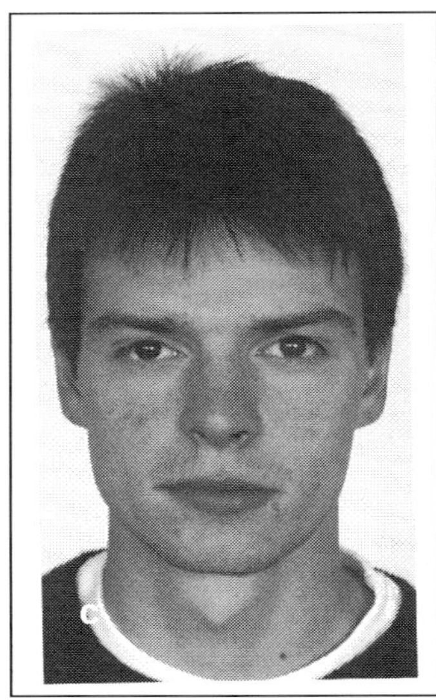

Abbildung 4: a) Mann, 6 Monate, b) 4 Jahre alt, und c) 24 Jahre mit charakteristischen Augenbrauenformen und Lippenkonturen, die beginnend mit der frühen Kindheit bis in das Erwachsenenalter zu finden sind.

Untersuchungsergebnisse

Im Rahmen eines Vergleiches von Kinder- und Erwachsenenbildern verschiedener Personen sollten Strukturen herausgearbeitet werden, die als persönliches Identifikationsmerkmal in der Kindheit ausgeprägt waren und sich auch im Erwachsenenalter noch feststellen ließen und somit als (mehr oder weniger) altersunabhängig angesehen werden können (Kreutz & Verhoff 2002). Dabei war vorher zu klären, ob operative oder andere invasive Veränderungen an den Strukturen im Laufe der Jahre erfolgt sind.

Als charakteristische Strukturen, die früh, vorzeitlich determiniert sind, haben sich die Augenbrauen, die Nasenproportion (nicht die Prominenz) im Verhältnis des Gesamtgesichtes, die Ohrform und die Lippenkonturen herausgestellt (Abb. 2 u. 4).

Einige der knochengeformten Charakteristika sind sogar nahezu unveränderlich (optischer Apparat, Abb. 3). Dagegen variiert die Behaarung, d.h. der Haaransatz und die Gesichtbehaarung insgesamt, sehr stark (Abb. 4).

Zusammenfassung

Die gesichtsbildenden Charakteristika sind zu einem bestimmten Grad altersabhängig und deshalb stark veränderlich in Bezug auf generelles Wachstum und Gewichtszunahme im allgemeinen wie im besonderen. Davon kann die Identifikation aber nicht vollständig abhängig sein. Einige Charakteristika, individuell abhängig, können von der Kindheit bis zum Erwachsenenalter als persönliches, unveränderliches Merkmal erhalten bleiben (Abb. 4).

Es ist notwendig, diese zu suchen, herauszufinden und ihre typische oder gerade nicht typische Variabilität zu betrachten, sie aufzulisten um die Häufigkeit des Auftretens zu analysieren. Ungeeignete Charakteristika müssen eliminiert werden, um eine fehlerhafte Zuweisung zu vermeiden.

Die Studie wird fortgesetzt, nach neuestem Wissensstand aktualisiert und mit Vergleichsliteratur erweitert.

Messpunkte am Kopf bzw. Schädel

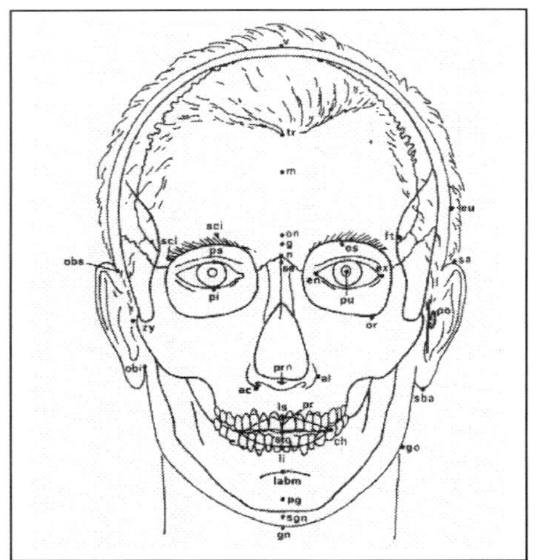

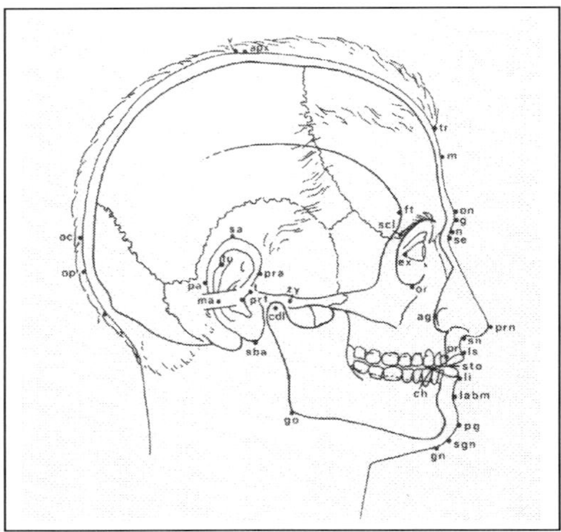

(nach v. Karolyi 1971)

g	Glabella	Stirn(glatz)punkt
on	Ophryon	Obernasenpunkt
m	Metopion	Stirn(höcker)punkt
tr	Trichion	Haaransatz
b	Bregma	Nahtkreuzpunkt
v	Vertex	Scheitelpunkt
op	Opisthokranion	Hinterhauptpunkt
i	Inion	Nackenpunkt
ft	Frontotemporale	Stirnseitenpunkt
t	Tragion	Ohrknorpelrand
eu	Euryon	Kopfseitenpunkt
n	Nasion	Nasenwurzelpunkt
sn	Subnasale	Nasenansatzpunkt
prn	Pronasale	Nasenspitze
Pr	Prosthion	(Schneide-) Zahnansatzpunkt
StO	Stomion	Mund(spalten)punkt
ls	Labrale superius	Oberlippenpunkt
li	Labrale inferius	Unterlippenpunkt

gn	Gnathion	Kinnpunkt
en	Entokanthion	Innerer Augenwinkelpunkt
ex	Ektokanthion	äußerer Augenwinkelpunkt
or	Orbitale	unterer Augenrandpunkt
zy	Zygion	Jochbogenpunkt
al	Alare	Nasenflügelpunkt
ch	Cheilion	Mundwinkelpunkt
go	Gonion	Unterkieferwinkelpunkt
obs	Otobasion superius	(Oberer) Ohransatzpunkt
obi	Otobasion inferius	(Unterer) Ohransatzpunkt
pra	Praeaurale	(Mittlerer) Ohransatzpunkt
sa	Superaurale	Ohrhöhenpunkt
tu	Tuberculare	Ohrhöckerpunkt
pa	Postaurale	HintererOhrrandpunkt
sba	Subaurale	Unterer Ohrrandpunkt
p.c	Pupilla-centrum	Mittelpunkt der Pupilla
sim	Sulcus-labio-mentalis	Kinnmittelpunkt
in. a	Incisura auris anterior	Vorderer Ohreinziehungs-punkt

Gesichtsmorphologie

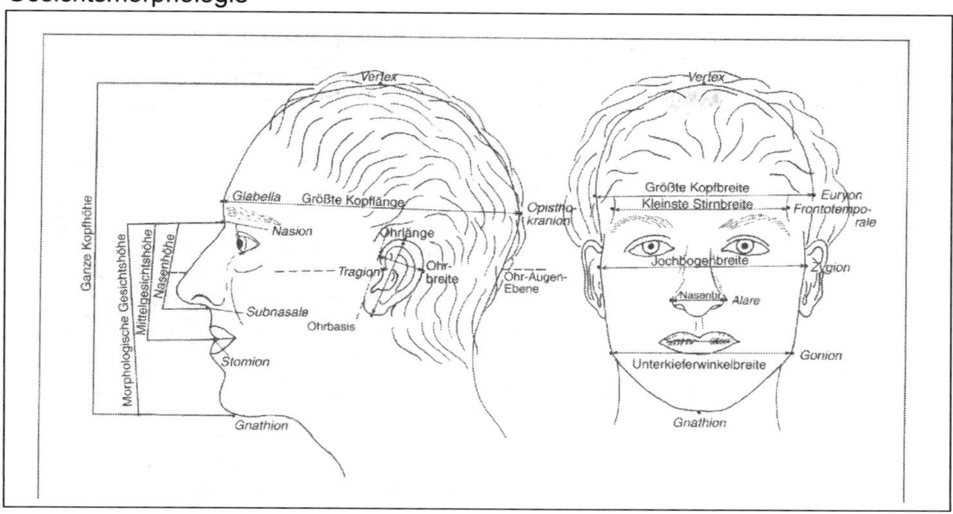

(nach v. Karolyi 1971)

Messpunkt	**Messstrecke**	**Wert**	**Besonderheit**
Kopf			
Ganze Kopfhöhe	Gnathion – Vertex		
Kopfumfang	Opisthocranion		
Größte Kopfbreite	Eurya		
Größte Kopflänge	Glabella – Opisthocranion		
Morphologische Gesichtshöhe	Nasion – Gnathion		
Halsumfang	Umfang Kehlkopf		
Kleinste Gesichtstiefe	Tragion – Supranasale		
Größte Gesichtstiefe	Tragion – Nasenspitze		
Obergesicht (Stirnhöhe)	**Haaransatz – Nasion (trichion-n)**	**% von Kopfhöhe**	
Stirnbreite	Frontotemporalia		
Obergesichtsbreite	**Ektokanthia**		
Pupillardistanz	Pupillenmittelpunkte		
Nasenwurzelbreite	Entokanthia		
Mittelgesicht	**Nasion – Stomion**	**% von Kopfhöhe**	
Nasenhöhe	Nasion – Subnasale		
Nasenbreite	Alaria		
Ohrhöhe des Kopfes	Vertex - Tragion		
Jochbogenbreite	Zygia		
Untergesicht	**Stomion – Gnathion**	**% von Kopfhöhe**	
Untergesichtshöhe	Stomion - Gnathion		
Unterkieferwinkelbreit e	Gonia		

Gesichtsmorphologie Kind - Erwachsener

Zu messende Gesichtspunkte:
Messstrecken auf Millimeterpapier 1:2 auftragen

		NB - 4 Jahre	6-12 Jahre	Erwachsen
Messpunkt	**Messstrecke**	Wert1	Wert 2	
Kopf				
Ganze Kopfhöhe	Gnathion - Vertex			
Größte Kopfbreite	Eurya			
Größte Kopflänge	Glabella - Opisthocranion			
Morphologische Gesichtshöhe	Nasion - Gnathion			
Kleinste Gesichtstiefe	Tragion -Supranasale			
Größte Gesichtstiefe	Tragion -Nasenspitze			
Obergesicht	Haaransatz -Nasion	% von Kopfhöhe		
Stirnbreite	Frontotemporalia			
Obergesichtsbreite	Ektokanthia			
Pupillardistanz	Pupillenmittelpunkte			
Nasenwurzelbreite	Entokanthia			
Mittelgesicht	Nasion - Stomion	% von Kopfhöhe		
Nasenhöhe	Nasion - Subnasale			
Nasenbreite	Alaria			
Ohrhöhe des Kopfes	Vertex - Tragion			
Jochbogenbreite	Zygia			
Untergesicht	Subnasale -Gnathion	% von Kopfhöhe		
Untergesichtshöhe	Stomion-Gnathion			
Unterkieferwinkelbreite	Gonia			

Nasenform	
Augenform	
Mund / Lippenform	
Untergesicht	
Mittelgesicht	
Obergesicht	
Kinn	
Augenform	

Kopfformen: Typisierungen verschiedener Autoren

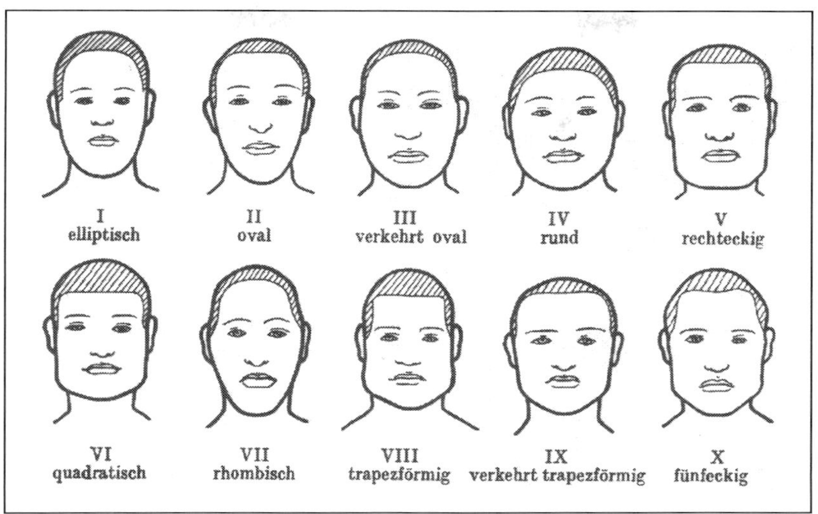

Typische Gesichtsumrisse: nach Pöch (1916)

	Pöch	Scheidt (nach Pöch erweitert)
1.	Elliptisch	Schmal elliptisch
2.	Oval	Breit elliptisch
3.	Verkehrt oval	Rund
4.	Rund	Fünfeckig
5.	Rechteckig	Schmal schildförmig
6.	Quadratisch	Breit schildförmig
7.	Rhombisch	Rechteckig
8.	Trapezförmig	Quadratisch
9.	Verkehrt trapezförmig	Schmal eiförmig
10.	Fünfeckig	Breit eiförmig
11.		Sechseckig
12.		Schmal keilförmig
13.		Breit keilförmig
14.		Verkehrt trapezförmig
15.		Rautenförmig
16.		Schmal rautenschildförmig
17.		Breit rautenschildförmig
18.		Verkehrt oval
19.		Trapezförmig

Vorgaben für die Beurteilung ausgewählter Gesichtsmerkmale

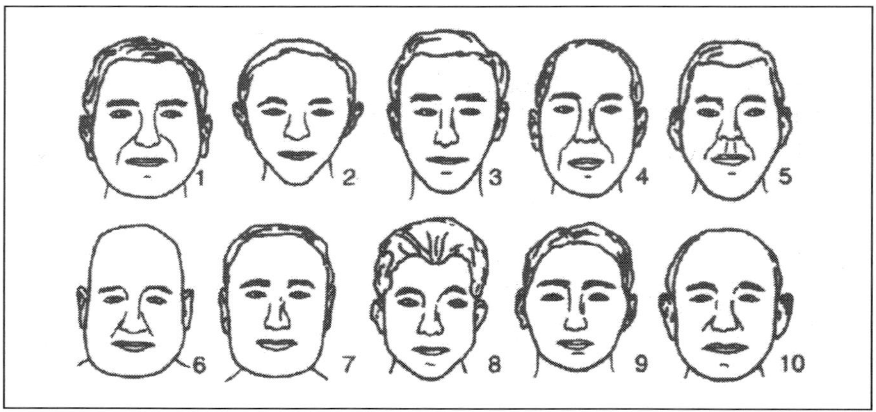

Typische Gesichtsumrisse: nach Knussmann (1996)

1 rundlich	2 spitz	3 eiförmig	4 oval	5 rhombisch
6 trapezförmig	7 rechteckig	8 fünfeckig	9 siebeneckig	10 schildförmig

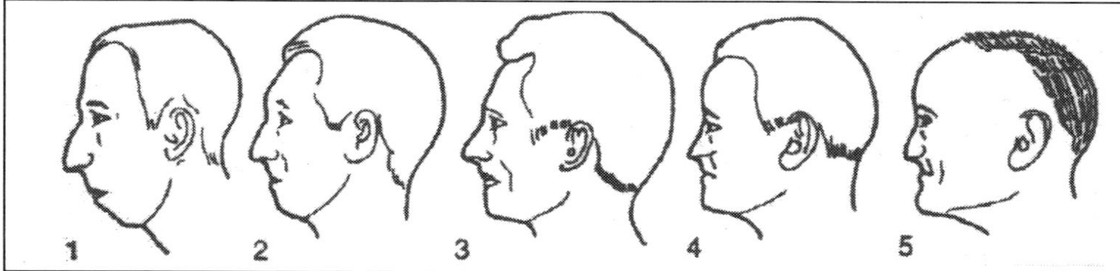

Typische Profile: Reihe 1 Profil; Reihe 2 Kieferneigung

1 vorspringend	2 vorgewölbt	3 mäßig steil	4 sehr steil	5 eingezogen
sehr stark	stark	mittel	schwach	sehr schwach

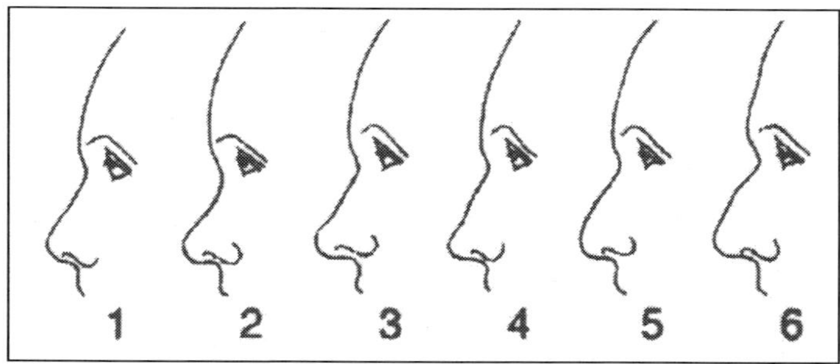

Nasenrückenprofil

1 gerade	2 bogig-konkav	3 gewinkelt-konkav	4 wellig	5 bogig-konvex	6 gewinkelt-konvex

3.1.4. Haut und Hautfarbe, Augen und Augenfarbe

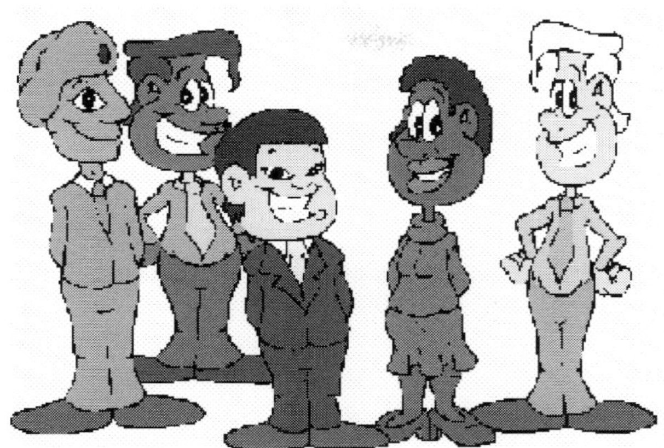

Europäer, Asiaten, Afrikaner sehen verschieden aus. Neben Gesichts- und Körperform ist die Hautfarbe das auffälligste Unterscheidungsmerkmal der Menschen. Der Grund hierfür liegt in der Stammesgeschichte des Menschen und ihren Anfängen in Afrika. Als sich beim Menschen im Laufe seiner Entwicklung die Dichte seiner Behaarung reduzierte, war die Haut den gefährlichen UV-Strahlen mehr oder weniger schutzlos ausgesetzt. Die Haut des Menschen hat aber die Eigenschaft, Pigmente zu bilden. Der dunkle Hauttyp in UV-strahlungsreichen Gebieten dieser Erde resultiert daraus.

Wo die Sonne länger und intensiver strahlt - beispielsweise in Afrika - hat sich über viele Generationen hinweg ein dunklerer Hauttyp durchgesetzt als etwa in den klimatisch gemäßigteren europäischen Breiten: Je höher der Anteil des Pigments Melanin ist, das für die Hautfarbe zuständig ist, desto besser ist die Haut vor Sonne geschützt.

Als die Menschen im Laufe der Evolution den afrikanischen Kontinent verließen und sich in Asien, Australien, Europa und Amerika ausbreiteten und niederließen, passten sie sich während mehrerer Jahrtausende den jeweiligen klimatischen Bedingungen an. So bildete die Haut in den tropenfernen Regionen aufgrund der geringeren Sonneneinstrahlung weniger Pigmente und wurde zunehmend heller.

Für das Braunwerden ist die Oberhaut (s.u.) verantwortlich. Hier sitzen nämlich die so genannten Melanozyten - ganz unten in der Oberhaut, zwischen den Zellen der Keimschicht (siehe Grafik). Die Melanozyten produzieren einen dunklen Farbstoff, das Melanin. Dieser Farbstoff wird dann in die benachbarten Zellen der Oberhaut abgegeben, so dass diese dunkler werden. Dadurch erhält unsere Haut bei Sonneneinstrahlung ihre gelblich-braune Farbe.

Alle Menschen, ob Europäer, Asiaten oder Afrikaner, haben etwa die gleiche Anzahl an Melanozyten, nur die Menge und Zusammensetzung des Farbstoffs, den diese Zellen herstellen, unterscheidet sich. So produzieren die Melanozyten bei dunkelhäutigen Menschen so viel Farbstoff, dass jede Zelle der Oberhaut damit "eingefärbt" wird. Bei weißhäutigen sind nur einige Zellschichten der Oberhaut mit Farbstoff angefüllt.

Sommersprossen und Leberflecken sind das Resultat von punktuellen Pigmentanhäufungen. Menschen, denen das Pigment Melanin vollkommen fehlt, werden Albinos genannt: Haut, Haare und Augen sind farblos, nur die Blutgefäße schimmern an manchen Körperstellen rosa durch die Haut. Es gibt aber auch Erkrankungen beim Menschen, die zu Pigmentierungstörungen der Haut führen können.

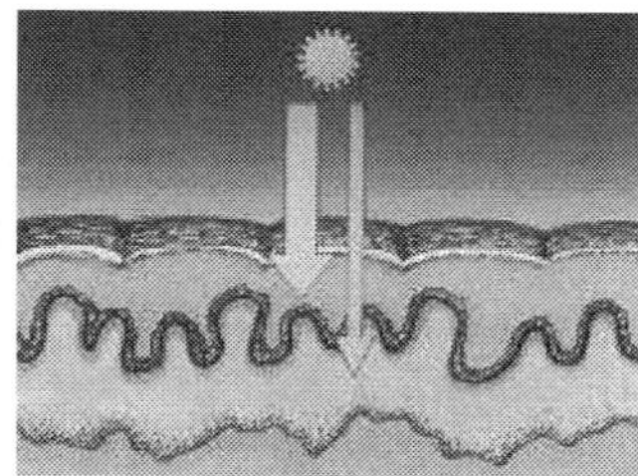

Setzt man die Haut intensiver Sonnenbestrahlung aus, so bildet sie ein braunes Pigment: Melanin. Bis zu einem gewissen Grad schützt es die Haut vor den ultravioletten Strahlen. Damit läßt sich auch die variierende Hautfarbe von Menschen in den unterschiedlichen Regionen der Welt erklären.

Die Haut, bestehend aus Felder- und Leistenhaut, ist das größte Organ des Menschen: eine wasserdichte, feste, gepolsterte Schicht, die vor Einwirkungen wie Hitze, Kälte, Sonne und Keimen schützt.

Trotzdem bildet sie keine undurchdringliche Wand, sondern nimmt Wärme auf und gibt sie ab, transportiert Wasser und darin gelöste Körpersubstanzen nach außen, nimmt fettlösliche Stoffe auf und atmet. Die Haut ist auch das Sinnesorgan, über das wir unsere Umwelt ertasten, um uns in ihr zurechtzufinden.

Die Hautdecke besteht aus drei Schichten (Epidermis, Dermis und Subcutis):

Die **Oberhaut** (Epidermis) ist wiederum aus fünf Zellschichten zusammengesetzt, dem Stratum corneum, Stratum lucidum, dem Stratum granulosum; die unterste Schicht nennt man Stratum germinativum, bestehend aus dem Stratum spinosum und dem Stratum basale. Hier entstehen durch kontinuierliche Teilungsvorgänge immer neue Zellen. Sie wandern an die Oberfläche der Haut, sterben ab und werden zu kleinen, kaum sichtbaren Hornschuppen, die abgeschilfert werden. Auf diese Weise „häuten" wir uns ständig und die Haut bildet immer neu. Eine Zelle existiert bis zur Abschilferung etwa vier Wochen. Der Oberhaut passt sich die darunterliegende Lederhaut exakt an. So entstehen verzahnte Furchen. Am deutlichsten sind solche Furchen bei einem Fingerabdruck zu erkennen.

Setzt man sich der Sonne aus, werden die Melanozyten im Stratum basale aktivert und produzieren Melanin; dieses legt sich wie ein Schutzschild über die Zellkerne der Oberhaut. Es gibt aber noch einen zweiten Schutzmechanismus gegen die Sonne: Bei UV-Strahlung verdicken sich die obersten Hautschichten und bilden eine so genannte "Lichtschwiele" aus.

Als mittlere der drei Hautschichten ist die **Lederhaut** (Dermis, Corium) durchsetzt von vielen Schweiß-, Talg- und Duftdrüsen, Haarfollikeln, Blutgefäßen und Sinneszellen, mit denen wir die Umwelt ertasten. Sie besteht aus zwei Schichten, dem Stratum papillare und dem Stratum reticulare.

Epidermis und Dermis heißen zusammen **Cutis**. Die Cutis ist gleichzeitig stabil und elastisch. Die Ursache dafür liegt in den Faserproteinen Kollagen und Elastin, aus denen die Lederhaut zu einem großen Teil zusammengesetzt ist. Im Laufe des Lebens zerfallen diese Faserproteine, die Folge sind Faltenbildungen.

Die **Unterhaut** (Subcutis) besteht aus Fettgewebe und ist in ihrer Dicke vom Ernährungszustand abhängig. Bei einem gut genährten Menschen hält sie Fettreserven bereit, dient damit als Wasserspeicher, "Polsterkissen" und schützt vor Unterkühlung.

Die vier Hauttypen von Mitteleuropäern

HAUTTYP I

Hautfarbe: auffallend hell mit Sommersprossen

Augenfarbe: blau

Haarfarbe: rötlich

Bräunung: niemals

Rötung nicht-sonnengewöhnter Haut (mittags im Hochsommer): nach 5 bis 10 min

HAUTTYP II

Hautfarbe: hell

Augenfarbe: grau, blau oder grün

Haarfarbe: blond

Bräunung: mäßig nach Gewöhnung an die Sonne

Rötung nicht-sonnengewöhnter Haut (mittags im Hochsommer): nach 10 bis 20 min

HAUTTYP III

Hautfarbe: mittel

Augenfarbe: grau oder braun

Haarfarbe: dunkelblond

Bräunung: fortschreitend nach wiederholten Bestrahlungen

Rötung nicht-sonnengewöhnter Haut (mittags im Hochsommer): nach 20 bis 30 min

HAUTTYP IV

Hautfarbe: hellbraun

Augenfarbe: braun

Haarfarbe: dunkel

Bräunung: schnell und deutlich, nach wiederholten Bestrahlungen auch Hautverdickungen („Lichtschwielen“) möglich

Rötung nicht-sonnengewöhnter Haut (mittags im Hochsommer): frühestens nach 40 min

http://www.botanik.uni-wuerzburg.de/bayforuv/deutsch/topindex.html?uv-index/uv-index.html~inhalt

Alternative Einteilung in fünf Typen

- Typ I: ständige Rötung, keine Bräunung. Sehr helle Haut, hellblonde oder rötliche Haare, Sommersprossen. Bräunt nie, bekommt immer einen Sonnenbrand. Ungeschützter Aufenthalt in der Sonne höchstens zehn Minuten.

- Typ II: ständige Rötung, leichte Bräunung. Helle Haut, blonde Haare, kaum Sommersprossen. Bräunt kaum, bekommt schnell einen Sonnenbrand. Der ungeschützte Aufenthalt in der Sonne darf höchstens 20 Minuten dauern.

- Typ III: manchmal Rötung, immer Bräunung. Helle Haut, mittelblonde Haare, keine Sommersprossen. Bräunt gut, bekommt gelegentlich einen Sonnenbrand. Der ungeschützte Aufenthalt in der Sonne darf höchstens 20 bis 30 Minuten betragen.

- Typ IV: keine Rötung, immer Bräunung. Getönte Haut, dunkelbraune bis schwarze Haare. Bräunt schnell, bekommt selten einen Sonnenbrand. Ungeschützter Aufenthalt in der Sonne 30 bis 40 Minuten.

- Typ V: dunkelhäutige Typen. Brünetter Hauttyp, dunkelbraune bis schwarze Haare. Bräunt schnell und tief, bekommt nie einen Sonnenbrand. Aufenthalt in der Sonne ohne und mit Schutz unbegrenzt.

Augen - Augenfarbe

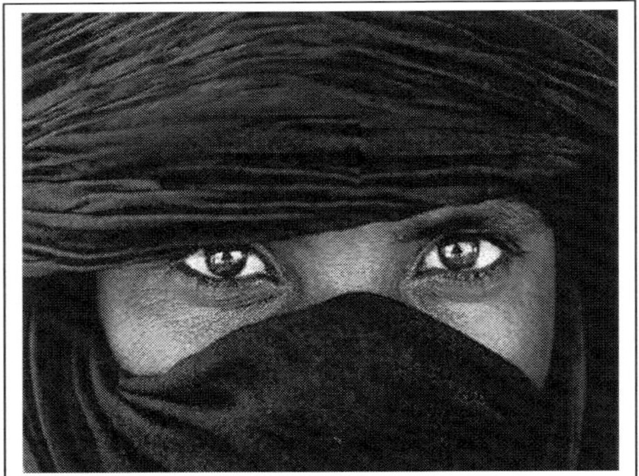

Die Augenfarbe eines Menschen ist genetisch determiniert. Mit den Merkmalen des Auges an sich, der Form und Größe sind sie für die persönliche Identifikation vor allem bei vermummt dargestellten Menschen grundlegend wichtig.

Cornea

Dicke Cornea	0.52 - 0.67 mm
Oberfläche Cornea	1.3 cm^2
Durchmesser Cornea	
Vertikal	10.6 mm
Horizontal	11.7 mm
Dicke Cornea	
Zentral	0.52 mm
Peripher	0.67 mm
Brechkraft der Cornea	43 Dioptrien
Brechungsindex Cornea	1.34

Iris

Durchmesser Iris	12 mm
Dicke der Iris	
Im Bereich der Iriswurzel	0.5 mm
Im Bereich der Iriskrause	3.0 mm
Pupillendurchmesser	1.2 - 9 mm

Augenfarbenentstehung

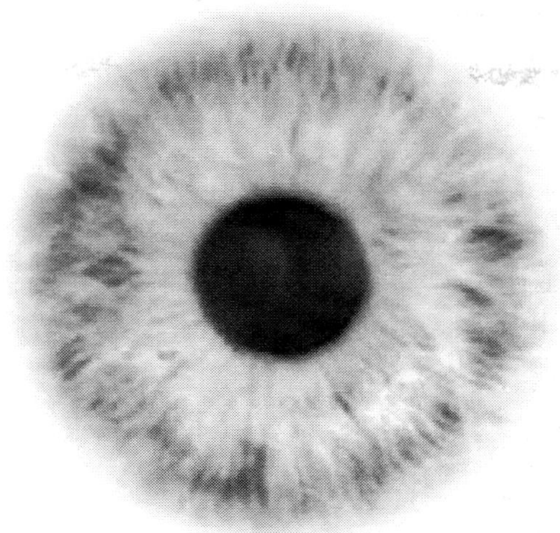

Blau - grün - braun

Bei der Geburt haben alle Menschen blaue Augen. Manche Menschen behalten diese Augenfarbe ihr Leben lang. Bei anderen färbt sich die Regenbogenhaut des Auges - die sogenannte Iris - in den ersten Lebensmonaten grün oder braun. Das liegt an dem Farbstoff Melanin, der nach und nach gebildet wird und die Augenfarbe bestimmt. Er besteht aus kleinen dunkelbraunen, hellbraunen und gelblichen Körnchen. Sie lagern sich in der Regenbogenhaut ein. Je nach Anzahl, Farbe und "Mischung" der Körnchen sehen die Augen dann grün, hell- oder dunkelbraun aus. Dies ist vergleichbar mit Sandkörnern, die einzeln ganz unterschiedlich gefärbt sind, zusammen aber den Strand einfarbig, beige oder gelblich aussehen lassen.

Je mehr Melanin die Iris enthält, desto dunkler sind die Augen. Bei einigen Menschen ist die Iris fast so schwarz wie die Pupille. Wenn die Iris nur ganz wenige Farbkörnchen enthält, sehen die Augen blau aus - eigentlich eine optische Täuschung, denn die Iris von blauen Augen ist fast durchsichtig. Sie sieht jedoch blau aus, weil sie den Blauanteil des Lichtes zurückspiegelt.

Augenfarbenbestimmung

Die Augenfarbenbestimmung ist mit der Augenfarbentafel nach Martin (1929) sicher durchzuführen.

Augenmerkmale

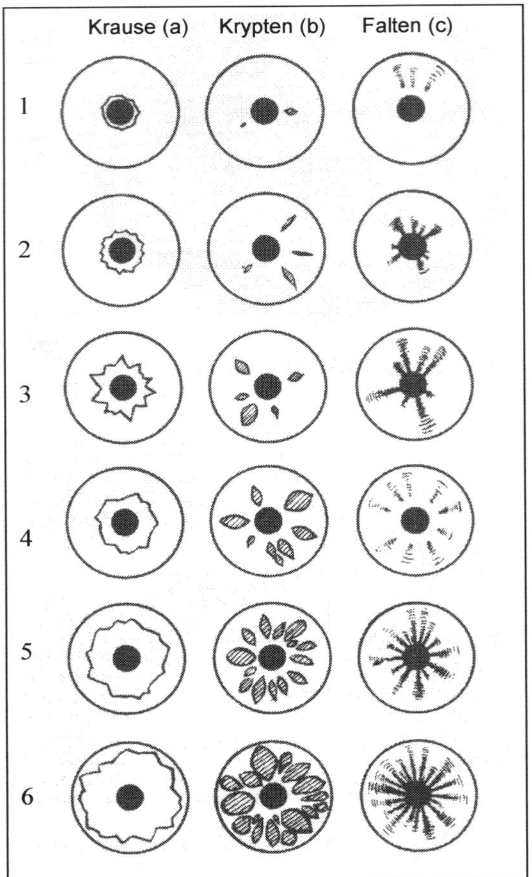

Neben der Augenfarbe ist die Irisstruktur ein wichtiges Kriterium der persönlichen Identifikation. Beim Iris-scanning werden die Krausen, Krypten und Falten in ihren verschiedenen Stadien ausgewertet und verglichen (Ziegelmayer 1971).

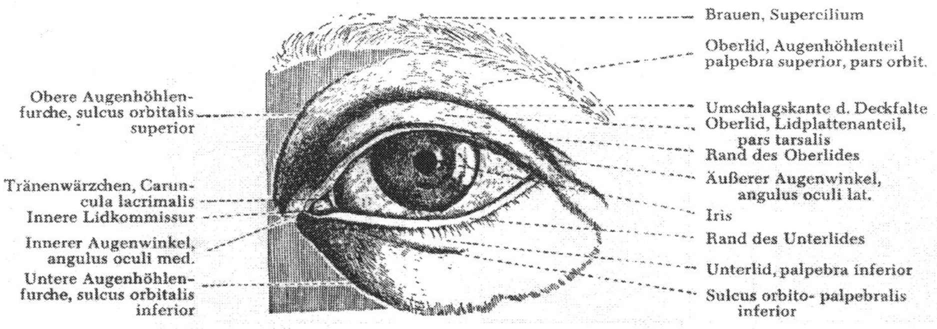

Auge, links, Benennung der Strukturen nach Pöch (1924)

3.1.5. Haare und Haarfarbe

Aufbau der Haare

Haare bestehen aus verhornten Zellschichten der Haut, die wie an einem Faden aufgereiht sind. Sie gehören ebenfalls, wie die Nägel, zu den Hautanhangsgebilden. Die Haarwurzel reicht bis in die Lederhaut und manchmal sogar bis in die Unterhaut.

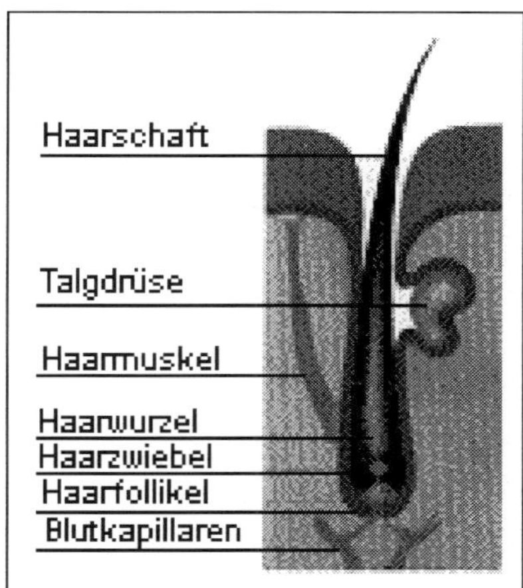

Das menschliche Haar besteht aus dem Haarschaft, der Haarwurzel und der Haarzwiebel. Der Haarschaft ist derjenige Teil, der aus der Haut herausragt. Die Haarwurzel ist in der Haut verankert. Sie endet mit einer knollenartigen Verdickung, der Haarzwiebel. Die Haarzwiebel ist an der Haarpapille der Haut befestigt, die aus Bindegewebe besteht. Dadurch erhält das Haar Halt. Die Haarwurzel befindet sich in der Wurzelscheide, die auch Haarfollikel genannt wird. Daran angeschlossen ist eine Talgdrüse, die das Haar einfettet. Zusätzlich wird jedes einzelne Haar von einem kleinen Muskel umfasst und von Nervenfasern umsponnen. Die Nervenfasern sind sehr fein, sie registrieren auch kleinste Berührungen, z. B. einen leichten Luftzug. Dann ziehen sich die kleinen Muskeln zusammen und es entsteht die „Gänsehaut“.

Haarschichten

Das Haar, das sichtbar über der Hautoberfläche liegt, ist in drei verschiedenen Schichten aufgebaut:

- In der Mitte befinden sich die Markzellen, die auch **Medulla** genannt werden. Sie wirken oft schwammartig.
- Um die Medulla herum liegt spindelförmig eine Schicht verhornter Faserzellen, die auch **Cortex** genannt wird. Diese Faserschicht ist sozusagen der Hauptbestandteil des Haares. Je nachdem, wie sie aufgebaut ist, bestimmt sich die Festigkeit und Elastizität des Haares. In der Faserschicht befinden sich auch die **Farbpigmente**.
- Um die Faserschicht herum ist, wie bei einem Tannenzapfen, das Haar durch eine Schuppenschicht geschützt. Diese Schuppenschicht, die **Cuticula**, ist zwar mehrlagig, aber auch sehr dünn. Weil sie durchsichtig ist, schimmern durch diese Schicht die Farbpigmente des Haares hindurch.

Physiologische Funktion der Haare

Haare wachsen nahezu überall am Körper auf der Felderhaut. Sie schützen den Körper vor äußeren Belastungen und vor Kälte. Allerdings ist diese Funktion heute nicht mehr so relevant. Die Kopfhaare haben aber immer noch eine wichtige Funktion: Sie schützen vor zu starker Sonnenbestrahlung. Die Haare an den Augen, die Brauen und Wimpern, bieten Schutz vor dem Eindringen von Fremdkörpern. Das gleiche gilt für die Haare in der Nase: Sie sollen das Einatmen von Schmutz und kleinen Insekten verhindern.

Haartracht

Neben diesen physiologischen Funktionen haben Haare heute aber vor allem eine ästhetische und modische Funktion. Haare und Frisuren haben in verschiedenen Kulturen häufig den gesellschaftlichen Status von Menschen ausgedrückt. Oft zeigt die Frisur auch heute die Zugehörigkeit zu einer bestimmten Gruppe, z.B. bei Punkern. Allgemein gehört heute die Haarpflege zu den wichtigsten kosmetischen Mitteln, die das äußere Erscheinungsbild eines Menschen prägen.

Haarentstehung

Die Entwicklung der Haare beginnt bereits ab der 6. Schwangerschaftswoche. Zu diesem Zeitpunkt werden die ca. 5 Millionen Haarfollikel angelegt. Nach der Geburt kommen keine neuen Haarfollikel mehr hinzu. Obwohl der Mensch genauso viele Haarfollikel besitzt wie der Schimpanse, hat er nicht so viele Haare. Das liegt daran, dass nicht in jedem Haarfollikel ein Haar wächst. Ein Haarfollikel kann allerdings im Laufe des Lebens mehrere Haartypen entwickeln. So fangen die Haarfollikel im Gesicht eines Mannes erst mit der Pubertät an, Barthaare zu entwickeln. Gleiches gilt für die Schambehaarung.

Haarfarbe

Individuelle Haarfarbe

Die natürliche Haarfarbe eines Menschen wird durch den Melaningehalt des Haares bestimmt. Melanin wird in den Melanozyten produziert. Das sind Zellen, die sich u.a. an den Haarfollikeln befinden. Die Melanozyten verwandeln körpereigene Aminosäuren in farbige Pigmente. Diese Pigmente werden Melanin genannt.

Ca. 100000 Haarfollikel haben Menschen mit braunem oder schwarzem Haar auf dem Kopf; Blonde haben etwas mehr, Rothaarige etwas weniger.

Die verschiedenen Haarfarben sind vererbt und entstehen durch die unterschiedliche Art (schwarz-braun, gelb-rot), Menge und Verteilung des Melanins. Durch die Rückbildung der Melaninproduktion im Alter kommt es zum Ergrauen der Haare.

Melanintypen

Über feine Kanälchen gelangen die Melanine in die Keratinzellen des Haares. Es gibt zwei verschiedene Typen von Melanin, die für die verschiedenen Farbvarianten des Haares verantwortlich sind:

- Das Eumelanin ist das Schwarz-Braun-Pigment. Es entscheidet hauptsächlich über die Farbtiefe des Haares. In braunem und schwarzem Haar kommt es in deutlich erkennbaren Körnchen vor.
- Das Phaeomelanin ist das Rot-Pigment. Es ist verantwortlich für hellblonde, blonde und rote Haare. Dieses Melanin ist von seiner Struktur her sehr viel feiner und kleiner.

Haarfarbe und Mischungsverhältnis

Aus den verschiedenen Anteilen der Melanintypen entstehen die verschiedenen Haarfarben:

- Blondes Haar enthält wenig Eumelanin und viel Phaeomelanin.
- Dunkles Haar enthält viel Eumelanin und wenig Phaeomelanin.
- Rotes Haar hat ebenfalls wenig Eumelanin und sehr viel Phaeomelanin.
- Alle dazwischenliegenden Haarschattierungen entstehen aus unterschiedlichen Mischungsverhältnissen der beiden Melanintypen.

Graue Haare

Graue Haare entstehen, wenn die Produktion von Melanin mit fortschreitendem Alter nachlässt. Dann wird das Melanin zunehmend durch Einlagerung von Luftbläschen in den Haarschaft ersetzt. Solche Haare erscheinen grau bis weiß.

Schuppenzellschicht und Haarglanz

Ob die Farbe des Haares kräftig leuchtet, oder matt erscheint, hängt nicht von den Farbpigmenten ab, sondern von den farblosen Schuppenzellen der Haaroberfläche. Die Farbpigmente sind in der mittleren Schicht des Haares, der Faserschicht, enthalten. Die darüberliegende farblose Schuppenzellschicht ist wie ein Tannenzapfen aufgebaut. Stehen die Schuppen dieser Schicht ab, so wirkt die Farbe des Haares eher matt und stumpf. Liegen die Schuppen an, leuchtet die Farbe kräftig hindurch.

Gene determinieren die Haarfarbe.

Welche Farbe die Haare besitzen, ob sie glatt oder lockig sind, dick oder dünn, und wann die ersten grauen Haare kommen ist offenbar genetisch determiniert.

Haarwachstum

Haarwachstumsfaktoren

Das Kopfhaar wächst normalerweise viel schneller als das Haar an anderen Stellen der Haut. Das liegt daran, dass die Haarzwiebeln am Kopf besonders aktiv sind. Die Entwicklung und das Wachstum der Haare sind genetisch und hormonell bedingt.

Haarlebenszyklen

Die Lebensspanne eines Haares kann sehr unterschiedlich sein. Am kürzesten ist sie bei Männern, die zu vermehrtem Haarausfall neigen. In der Regel dauert der Lebenszyklus eines Haares ungefähr 7 Jahre. Er ist durch verschiedene Phasen gekennzeichnet:

- In der Wachstumsphase wächst das Haar ungefähr einen Millimeter in drei Tagen. Diese Phase dauert bei Männern 2 bis 4 Jahre und bei Frauen 4 bis 6 Jahre an.
- Nach der Wachstumsphase durchlebt das Haar eine Übergangsphase von 2 bis 4 Wochen.
- Daran schließt sich eine Ruhephase an, die ungefähr 3 bis 4 Monate dauert.
- Nach der Ruhephase fällt das Haar aus und macht Platz für ein neues Haar. Das neue Haar wächst aus demselben Haarfollikel nach. In jedem Haarfollikel kann 10 bis 12 mal ein Haar nachwachsen.

Dieser natürliche Lebenszyklus des Haares führt dazu, dass normalerweise jeden Tag etwa zwischen 60 und 100 Haare ausfallen.

Das Wachstum beträgt während der Wachstumsphase ungefähr ein Millimeter innerhalb von drei Tagen. Das sind ungefähr 15 Zentimeter im Jahr. Männer, die sich niemals die Haare schneiden lassen, erreichen eine Haarlänge von 40 bis 50 Zentimetern, bei Frauen sind es sogar 70 bis 80 Zentimeter. Haarlängen über einen Meter sind selten, weil die Lebensspanne eines Haares dafür sorgt, daß sie vorher ausfallen. Das neue Haar fängt wieder bei Null an.

„Normalwerte“ bei Kopfhaaren

Anzahl Kopfhaare:

Durchschnitt	100'000
Blonde	150'000
Schwarzhaarige	110'000
Brünette	100'000
Rothaarige	75'000

Haardichte:	200 Follikel / cm2
Haardurchmesser:	0.1 mm
Wachstum pro Tag:	0.3 mm
Monatliches Haarwachstum:	1 cm
Lebensdauer:	2 - 5 Jahre
Tragfähigkeit:	100g

(http://www.infohair.ch/de/html/haar/anzahl.shtml)

Weitere Aussagen zum Thema Haare

- Die ca. **80.000 bis 120.000 Kopfhaare** (Frauen haben hormonell bedingt mehr als Männer) wachsen im Monat durchschnittlich **1-1,5 cm** (im Sommer schneller als im Winter).
- Das Haar ist **hygroskopisch** – d. h. es kann, gemessen am eigenen Gewicht, die doppelte Menge an Wasser aufsaugen.
- Gesunde nasse Haare lassen sich **um die Hälfte** ihrer eigentlichen Länge dehnen, trockene immerhin noch bis zu einem Drittel.
- Anzahl, Beschaffenheit und auch Farbe der Haare sind **genetisch bedingt**.
- Ein einzelnes Haar kann bis zu **sieben Jahre alt** und dabei **über einen Meter lang** werden.

Mikroskopische Haaruntersuchung (nach LKA Thüringen)

Haare fallen nach ihrem Absterben unbemerkt aus. Sie können aber auch ausgerissen, abgerissen, abgeschnitten oder abgequetscht werden. Durch ihre Untersuchung sind vielfach Hinweise zum kriminalistisch relevanten Geschehen oder für weitere Ermittlungen möglich. Die Praxis zeigt, dass die klassische Methode der mikromorphologischen Untersuchung von Haaren noch ihre Berechtigung hat. Nur durch sie sind ohne großen Aufwand solche Fragen zu beantworten, wie:

- Handelt es sich bei der Spur um Haare?
- Handelt es sich um Tier- oder Menschenhaare?
- Von welcher Tierart stammt die Spur?
- Sind die Haare ausgefallen, ausgerissen oder abgeschnitten?
- Von welchen Körperteilen stammen sie?
- Waren die Haare mechanischen oder thermischen Einwirkungen ausgesetzt?
- Sind die Haare künstlich gefärbt oder entfärbt?

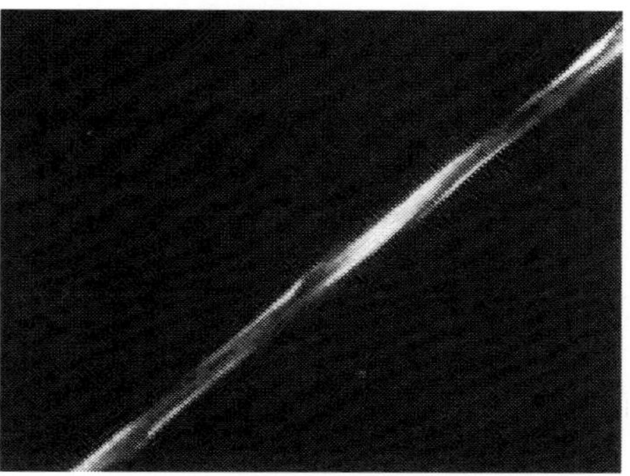

gedrehtes menschliches Kopfhaar im polarisierten Licht

Aber auch die Vergleichsuntersuchung von menschlichen Kopf- und Körperhaaren, vor allem wenn die Spurenhaare keine Wurzeln oder eine telogene Wurzel aufweisen, ist durch die DNA-Analysemthoden noch nicht überholt.

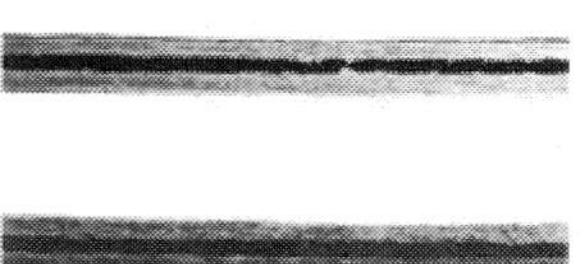

zwei menschliche Kopfhaare mit durchgehendem Markstrang (Medulla)

Wesentliche Merkmale sind die Form, die Länge, die Farbe, die Dicke, der Wurzelstatus, die Pigmentierung, die Cortextextur, die Lufteinschlüsse, die Cuticula, die Medulla, der Querschnitt, die Spitze und eventuelle kosmetische Behandlungen. Im Ergebnis einer mikroskopischen Haaruntersuchung kann eine mit einer Wahrscheinlichkeit behaftete Zuordnung oder ein Ausschluss stehen, eine Individualidentifizierung ist nicht möglich.

Haarfarbenbestimmung

Für die Bestimmung von Haarfarben stehen Haartafeln mit einer Vielzahl menschlicher Haare in unterschiedlichen natürlichen Farben zur Verfügung (z.B. Haarfarbentafel nach E. Fischer - K. Saller).

Haartypen

Es gibt unterschiedliche Haartypen:

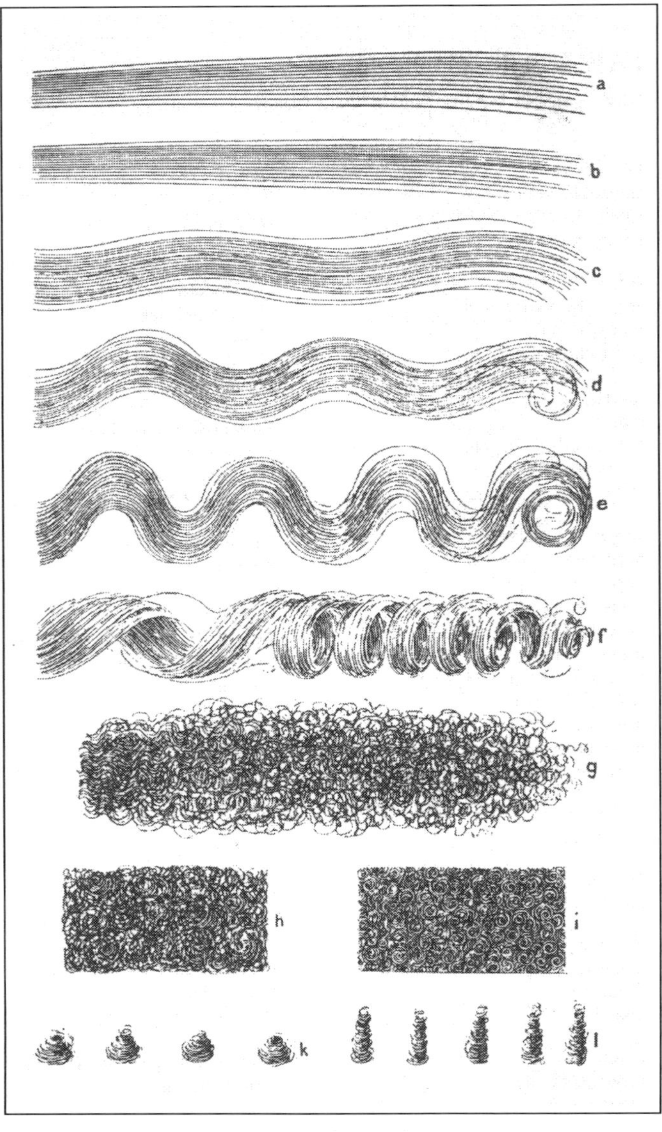

Nach Martin 1921:

lissotrich (glatthaarig)

a) straff

b) schlicht

kymatotrich (welligha arig)

c) flachwellig

d) weitwellig

e) engwellig

f) lockig

ulotrich (kraushaarig)

g) gekräuselt

h) locker kraus

i) dicht kraus

k) fil-fil

l) spiralig

Haartypen

Menschliche Haare:

In Abhängigkeit von Lebensalter und Körperstellen lassen sich drei verschiedenartig aufgebaute **Haartypen** unterscheiden:

- **Lanugohaar** ist das Körperhaar des Feten im Mutterleib, welches nach der Geburt durch Vellus- und z. T. auch sofort durch Terminalhaar ersetzt wird. Es ist unpigmentiert, kurz, weich und besitzt kein Haarmark.
- **Vellushaar** (Wollhaar) ist ebenfalls kurz, dünn und größtenteils marklos und unpigmentiert. Es bildet die allgemeine Körperbehaarung bis zur Pubertät und z.T. auch darüber hinaus.
- **Terminalhaar** ist dick, lang und meist markhaltig und je nach individueller Haarfarbe auch pigmentiert. Die Kopfbehaarung, die Wimpern und die Augenbrauen bestehen bereits bei Geburt aus Terminalhaar. Am Körper wird das Vellushaar beim Mann mit Beginn der Pubertät zu etwa 90% Schritt für Schritt durch Terminalhaar ersetzt, bei der Frau sind es hingegen nur ca. 35%.

Die beiden zuletzt genannten Haartypen sind nicht immer genau voneinander zu unterscheiden, darüber hinaus gibt es auch eine Übergangsform, sogenanntes **Intermediärhaar**. Ein Haarfollikel kann im Laufe seines Lebens verschiedene Haartypen bilden. Am deutlichsten wird dies in den Achselhöhlen und im Genitalbereich, wo Vellushaare in der Pubertät durch den Einfluss der Sexualhormone in Terminalhaare umgewandelt werden. Aber auch der umgekehrte Weg ist möglich; so kann beispielsweise beim anlagebedingten Haarausfall am Kopf eine allmähliche Rückbildung von Terminalhaar zu Vellushaar erfolgen.

Tierhaare:

Wollhaare (Flaumhaare engl. down hair, hair of fleece), welche die dichte, sehr feine, meist gekräuselte und dicht an der Haut wachsende Unterwolle bilden. Die geschmeidige, elastische, markfreie Wollfaser kann bis zu 15cm lang werden.

Grannenhaare (auch Lang- oder Oberhaare, engl.: ordinary hair), die ihrerseits die Unterwolle bedecken. Sie sind feste, fast glatte, kaum gewellte, teilweise markhaltige Fasern, die bis zu 30cm lang werden.

Stichelhaare (auch Kurz- oder Borstenhaare, engl.: kemp). Die eher vereinzelnd auftretende, kurze, spröde, markhaltige Faser hat u.a. eine stützende Funktion. Besonders harte und lange Stichelhaare bilden die Mähne und den Schweif und weisen ebenfalls in ihrem Inneren ein Mark (medula) aus abgestorbenen verhornten Zellen auf. In qualitativ hochwertigen Wollen sind markhaltige Haare in der Regel nicht erwünscht, da sie weniger geschmeidig sind und auch auf Grund der Lufteinschlüsse im Mark ein anderes Lichtreflexionsverhalten (matt, milchig, verkalkt) zeigen als das markfreie Wollhaar. Beim Färbeprozess reagieren sie ebenfalls wegen der geringeren Faserstammmasse unterschiedlich, d.h. sie nehmen weniger Farbstoffe auf.

Unter **heterotypischen Haaren** versteht man ein Fasermischgebilde. Sie sind am äußeren Ende ähnlich dem Grannenhaar markhaltig, während sie zum Wurzelbereich zu mehr dem Wollhaar entsprechen. Dabei hat dieser Haartyp eine relativ kurze Wachstumsperiode von ca. einem Jahr.

Die vereinzelt stehenden **Sinnes- bzw Leithaare,** z.B an Mund- und Augenpartien, stellen einen besonderen Felltyp dar.

Link zum Thema Haare:

www.medizininfo.de/hautundhaar/haar/farbe.htm

3.1.6. Ethnische Zugehörigkeit (nach Steitz 1993)

In der forensischen Anthropologie spielt die Fragestellung der ethnischen Zugehörigkeit einer zu identifizierenden Person natürlich eine entscheidende Rolle. Viele Gesichts- und Körpermerkmale sind eindeutig durch die Anpassung an die klimatischen Lebensräume ethnischer Gruppen bestimmt und im geringeren Maße genetisch determiniert. Der Rassenbegriff vergangener Zeiten findet keine Anwendung und ist obsolet.

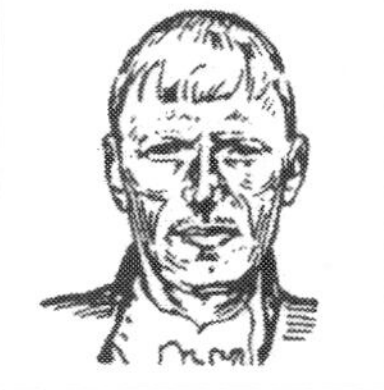 Nordide	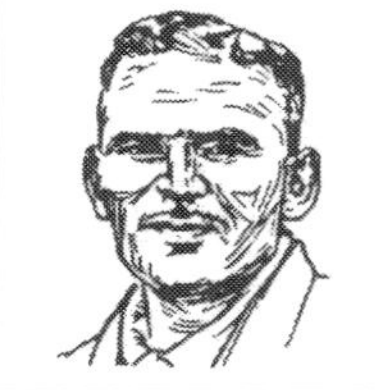 Nordide	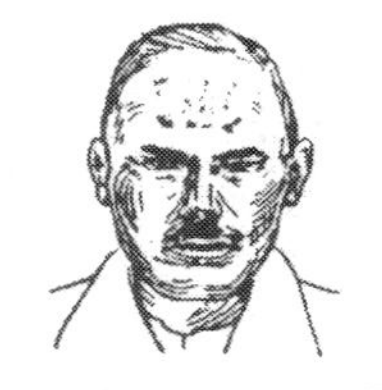 Osteuropide	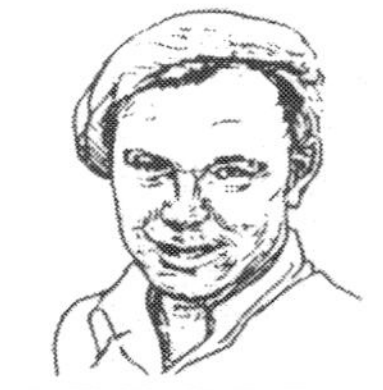 Alpinide
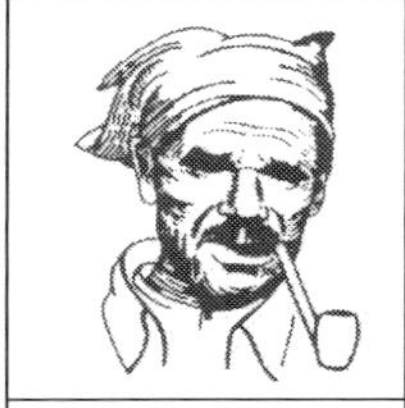 Lapide	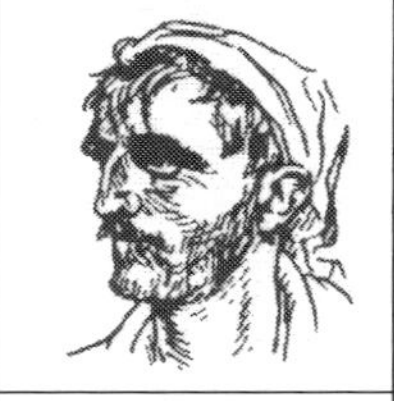 Dinaride	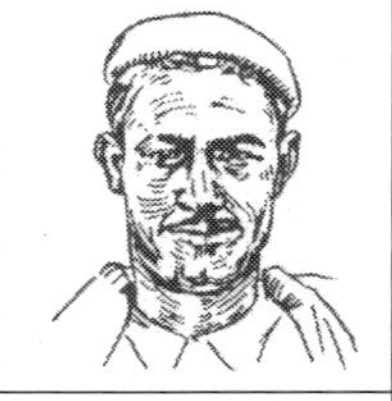 Mediterranide	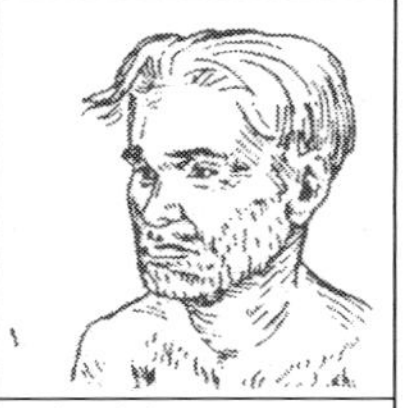 Ainuide
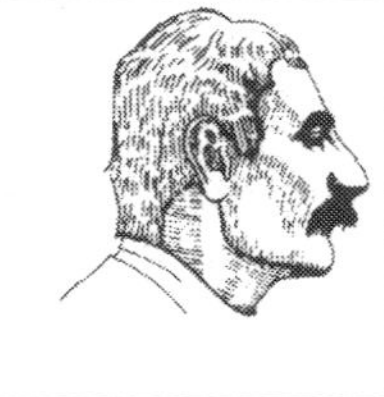 Armenide	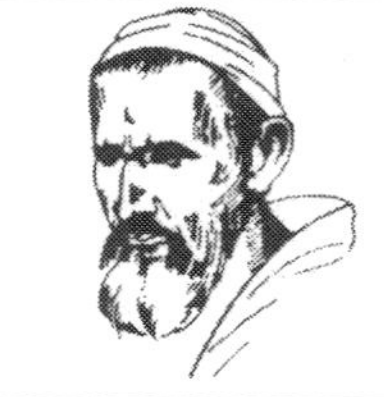 Turanide	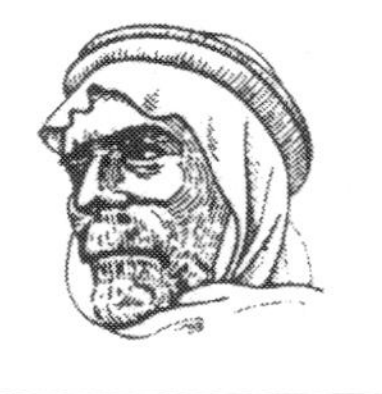 Orientalide	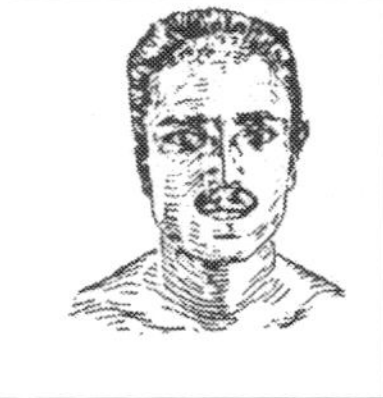 Indide
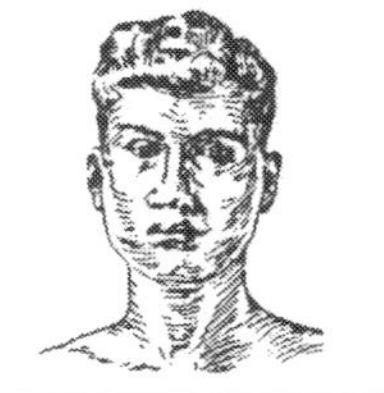 Polyneside	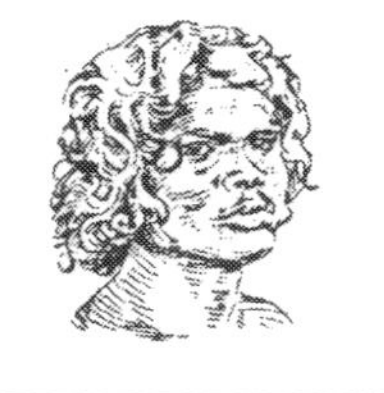 Weddide	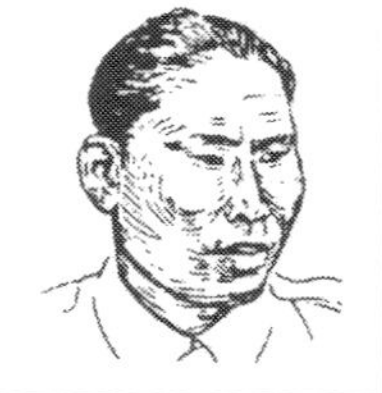 Tungide	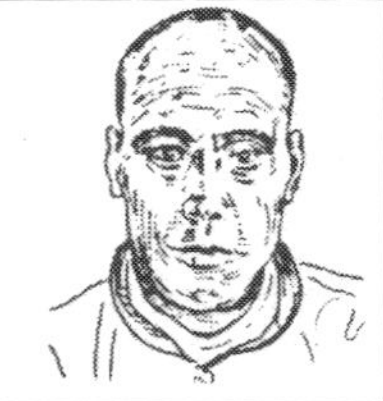 Sinide
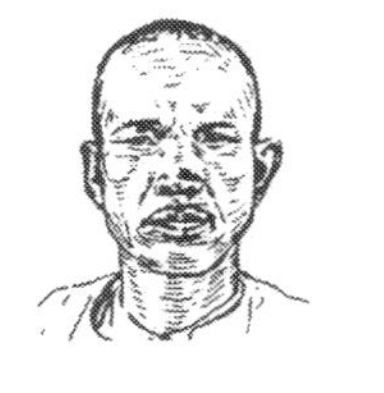 Palä-Mongolide	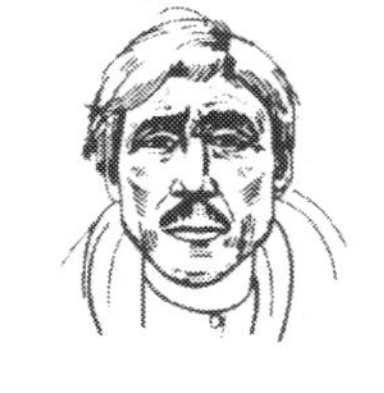 Sibride	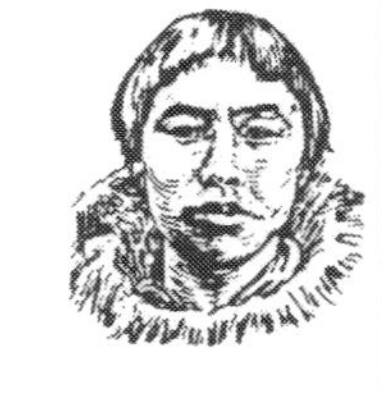 Eskimide	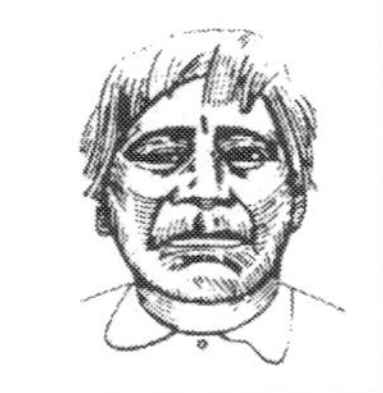 Pazifide

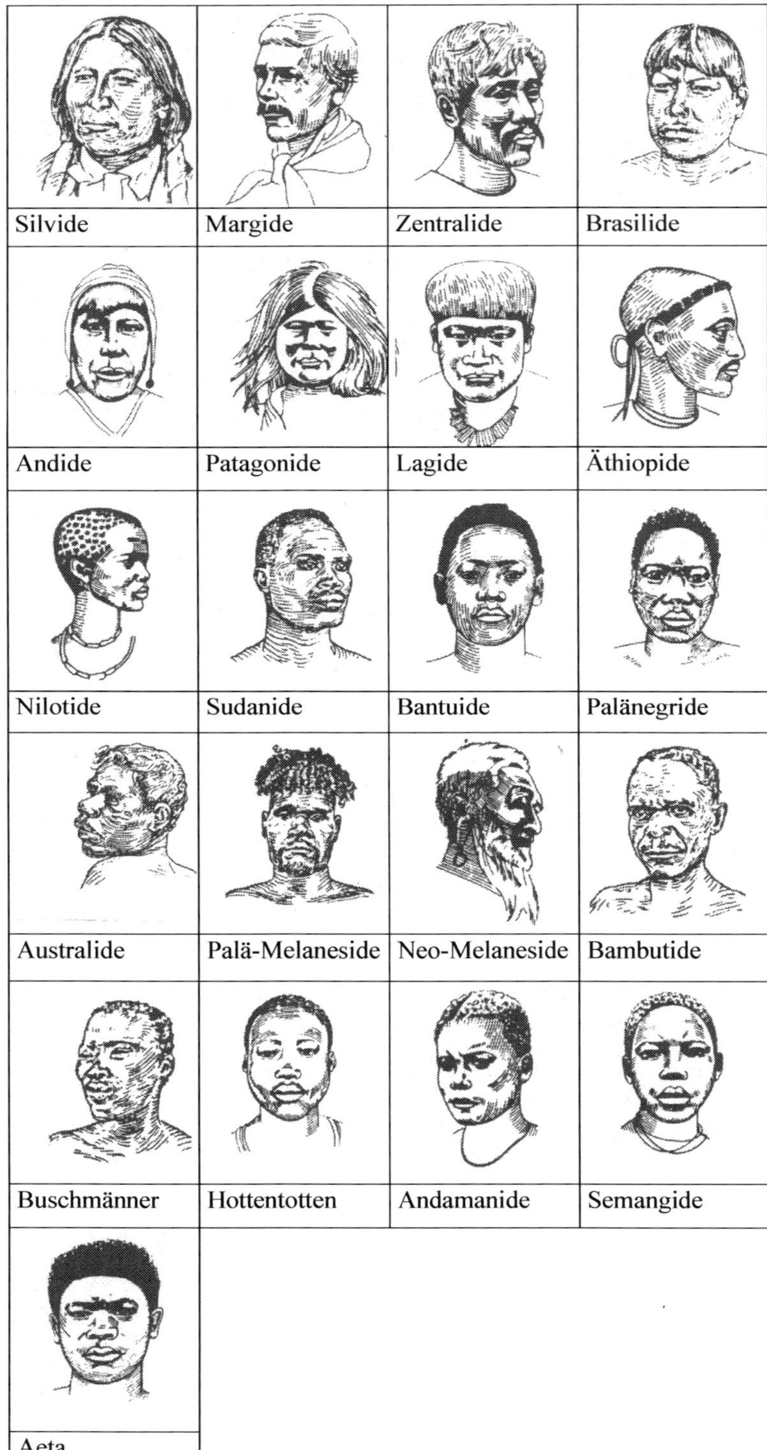
Silvide
Margide
Zentralide
Brasilide
Andide
Patagonide
Lagide
Äthiopide
Nilotide
Sudanide
Bantuide
Palänegride
Australide
Palä-Melaneside
Neo-Melaneside
Bambutide
Buschmänner
Hottentotten
Andamanide
Semangide
Aeta

	EUROPIDE	MONGOLIDE	NEGRIDE
Wuchs	variabel	in der Regel kurz und untersetzt	variabel
Hautfarbe	hellrötlichweiß bis dunkelbraun	gelb bis gelbbräunlich oder rötlichbraun	sehr dunkel
Augenfarbe, Haarfarbe	hell bis dunkel	Dunkel	sehr dunkel
Kopfhaar	glatt bis wellig, relativ dünn	dick straff	dicht, dick, kraus
Körperbehaarung	Tendenz zu starker Gesichts-, im männlichen Geschlecht auch starker Körperbe-haarung	Gesichts- und Körperbehaarung zumeist gering	Gesichts- und Körperbe-haarung zumeist gering
Kopfform	variabel	Variabel	Variabel
Gesicht	reliefreich	Flaches Mittelgesicht. Betonte Jochbogen	Zumeist starke Prognathie
Stirnregion	hoch, gerade	Variabel	Variabel
Augenregion	variabel	Zumeist flachliegende Lidspalte schwere Deckfalte und Nasenlid falte (Mongolenfalte)	Variabel
Nase	relativ schmal, prominent	Nasenwurzel zumeist niedrig	Zumeist breit mit geblähten Flügeln
Lippen	zumeist dünn	dünn bis voll	Zumeist wulstig
Kinn	zumeist prominent	Prominent bis schwach ausgeprägt	Zumeist fliehend
Besondere Merkmale	auffallend geringe Häufigkeit (60 %-80 %) Bitterstoff PTC zu schmecken (Bei Negriden und Mongoliden bis 90 %)	relativ große Merkmalsunterschiede innerhalb der ethnischen Gruppen insbesondere zwischen den nord- und südamerikanischen Indianiden	Phylogenetisch ältester der drei Großgruppen

a) Der helle Zweig	Nordide	Osteuropide	Alpinide	*Lappig*	*Dinande*	*Mediterranide*	*Arnuide*
Hautfarbe	sehr hell, weiß-rötlich	hell, fahl-rötlich	Hell, leicht bräunend	mäßig hell bis braun	hell bis mittelbraun	mittelhell, brünett bis braun	hellbraun bis aschfahl, mitunter rosig
Haare	schlicht, leicht wellig, blond bis hell-braun	vorwiegend schlicht, dünn, aschblond bis braun	Schlicht bis flach wellig, braun-brünett	schlicht bis straff, dunkelbraun (regional aschblond)	Schlicht bis schwach wellig, braun	schlicht oder leicht wellig, meist dunkelbraun	wellig, lockig, mittel- bis schwarz-braun. häufig früh ergraut
Augenfarbe	blau bis blaugrau	graublau oder braunmeliert, meist grau	braun bis gemischt pigmentiert	braun, gemischt pigmentiert	braun, mäßig bis stark pigmentiert	dunkelbraun	braun, bisweilen heller mit grün-grauer Beimischung
Wuchs	hoch, schlank	mittelwüchsig, gedrungen, relativ kurze Beine	mittelgroß, Knochenbau grazil, rundlich. Arme relativ kurz	klein, untersetzt, Beine kurz. Arme lang, Hände und Fuße klein	hoch, schlank, hager, derber Knochenbau, langgliedrig	mittel- bis untermittelgroß, grazil, schlank bis vollschlank, Frauen neigen zu fülligen Weichteilen	mittelgroß bis klein, untersetzt, breiter Rumpf, derber Knochenbau, Beine kurz. Arme lang, starkes Muskelrelief
Kopfform	mesocephal, selten dolichocephal, gewölbtes Hinterhaupt	relativ kurz, breit, kantig	brachycephal, rund, relativ steile Stirn	breit, kurz, gerundet (brachycephal), Scheitel oft abgeflacht, Stirn stark gewölbt	Brachycephal, hoch, steiles Hinterhaupt (»Steilkopf«)	meso- bis dolichocephal. schmal, gewölbtes Hinterhaupt	meso- bis dolichocephal, Stirn breit und geneigt, Hinterhaupt meist flach
Gesicht	hoch, schmal, orthognath, reliefreich	breit, Wangenbeine etwas vorgeschoben, seitlich stark heraustretend	niedrig, rund, ohne vortretende Wangenbeine	flaches Relief, niedrig, breit, leichte Betonung der Wangenbeine	hoch, reliefreich, nach unten stark verjüngend	schmal, hoch, meist weiche Zuge	breit, niedrig, reliefreich, massiger Unterkiefer
Nase	schmaler, hoher, gerader bis leicht konvexer Rucken, Flügel anliegend	klein, schmal, leicht konkaver Rücken, flache Wurzel, Spitze gerundet, Flügel gebläht	klein, schmal, rundliche Kuppe, Rücken gerade, wellig oder konkav	mittelgroß, Rucken oft konkav, Spitze etwas knollig, breite Nasenöffnung	groß, schmal, hoch, konvexer Rucken (»Adlernase«)	mittelgroß, gerade, schmal	breit, Wurzel stark eingesattelt, Rucken breit-flach, Spitze breit gerundet, Flügel dick stark geneigt
Lippen	relativ schmal	mäßig dünn (schmal)	mäßig dünn, schmal	mäßig voll	dünn (schmal)	mäßig voll	voll, aber nicht gewulstet
Kinn	Kräftig, vorspringend. markant	niedrig, wenig heraustretend	klein, gerundet, wenig prominent	klein, gerundet, häufig fliehend	stark prominent	klein, gut modelliert	Hoch, flach gerundet, manchmal prominent
Hauptverbreitung	Nord-, Nordwesteuropa. Süddeutschland, Nordfrankreich, Belgien	Ost-Europa, östl. Ostseeraum, östl. Mitteleuropa, SO-Europa, W-Rußland	Alpenländer, Süddeutschland, Zentralfrankreich	Nord Skandinavien, Nord Finland	Balkanländer, Karpaten, West-Ukraine	Mittelmeerraum, nördl. Schwarzmeerküste, Balkan	Hokkaido, Sachalm, Kurilen
Besondere Merkmale; Verwandtschaft	Hinsichtlich Depigmentierung und anderer Merkmale (u a. Kinn) progressivste Europide	Pädomorpher Typus, betonte Fälligkeit der Haut im Alter	Somatischer Gegensalz zu den Dinanden, pädomorphe Zuge, insbesondere im weiblichen Geschlecht	in vielen Merkmalen Sonderstellung innerhalb der Europiden, vielleicht Reste einer alten eurasiatischen Bevölkerungsschicht	Hinsichtlich Kurzköpfigkeit und Nasengroße Extremvariante der rezenten Hominiden, Haarreichtum	dunkelste der ethnischen Gruppen Europas	Vermutlich Rest der vormongoliden Urbevölkerung Bestimmte Merkmale weisen sie als europide Altform aus Extremer Haarreichtum im männlichen Geschlecht

b) Der dunkle Zweig	*Armenide*	*Turanide*	*Onentalide*
Hautfarbe	olivbraun, auch hellbraun	hellbraun bis dunkelbraun	hellbraun, olivbraun bis dunkel
Haare	wellig, dunkelbraun bis schwarz	schlicht, strähnig (straff) bis wellig, dunkelbraun bis schwarz	wellig, lockig, selten schlicht, braun-schwarz bis schwarz
Augenfarbe	dunkelbraun	braun bis dunkelbraun	dunkelbraun
Wuchs	mittelgroß, untersetzt, derb, etwas plump, breitschultrig, Beine relativ kurz, Hände breit	mittelgroß, schlank relativ langer Rumpf, kurze Beine	mittelgroß, grazil, sehnig, oft füllig
Kopfform	kurz, hoch, flaches Hinterhaupt	kurz, hoch. Mäßig breit	mittel bis lang, meist schmal
Gesicht	hoch, nach unten deutlich verjüngend	mittelhoch. oval. häufig leicht betonte Wangenbeine. Stirn hoch und steil	hoch, oval, fülliges Mittelgesicht
Nase	schmal, Rucken konvex, Spitze leicht kolbig verdickt, Flügel fleischig	mittelhoch, schmal. Rucken gerade bis leicht konvex, Spitze meist schmal, Flügel anliegend	groß, schmal, Rücken leicht bogig-konvex, Spitze leicht kolbig verdickt, leicht hangende Spitze
Lippen	fleischig, mäßig voll	fest, schmal	weich, mäßig voll
Kinn	wenig betont	klein, kräftig	
Hauptverbreitung	Armenien, Anatollen	Turkestan	Nordafrika, Arabien, Syrien, Mesopotamien, Persien, Palästina
Besondere Merkmale; Verwandtschaft	Starke Beimischung unter Persern und im ganzen östlichen Mittelmeer Verbindungsglied zwischen Dinanden und Turaniden	östlicher Flügel der europiden Kurz-Hochköpfigen	Verbindungsglied zwischen Mediterranen und Indiden Kennzeichnender Wüstentyp, relativ weite Verbreitung

	Indide	*Polyneside*	*Weddide*	*Sibinde*	*Eskimide*	*Pulfide*
Hautfarbe	Mittelbraun bis dunkelbraun	hell- bis mittelbraun, häufig samtartig, manchmal mit Kupferton	mittel- bis schokoladenbraun	oft relativ hell, eher rötlich braun als gelblich	Bräunlich-gelb bis rötlich-braun, teilweise hellere, gerötete Wangen, relativ starkes Unterhautfettgewebe	fahl-bräunlich, häufig mit gelbem Ton
Haare	Schlicht oder wellig, schwarz	wellig, schwarz, gelegentlich aufgehellt	wellig, lockig, dunkelbraun bis schwarz	schlicht, oft sogar wellig, dunkelbraun bis schwarz, Bart und Körper mäßig	straff bis schwach wellig, schwarz, vereinzelt aufgehellt. Körper gering behaart, Bart mäßig	fein, schlicht bis wellig, dunkelbraun, gelegentlich aufgehellt. Körper und Bart mittelstark behaart
Augenfarbe	Dunkelbraun	dunkelbraun	dunkelbraun	mittel bis kleinwüchsig, untersetzt, breit, langer Rumpf, Extremitäten relativ kurz	mittelgroß bis klein, untersetzt, Rumpf lang, Kopf groß, Extremitäten kurz, breite Schultern, Hände und Fuße klein, kräftige Muskulatur	hoch, breit, kräftig, gedrungen, robust, Rumpf relativ kurz und untersetzt, Anne und Beine lang, Hände und Fuße groß
Wuchs	Mittel- bis hochwüchsig, schlank, grazil, vor allem im weiblichen Geschlecht Tendenz zu fülliger Figur	groß, schlank, kräftig	klein, grazil, teilweise untersetzt, lange Extremitäten	mittellang	dolichocephal, großer Hirnschädel mit Tendenz zur Kielbildung am Scheitel	kurz, breit
Kopfform	Lang, schmal, häufig steile, gewölbte Stirn	sehr variabel, meist mesocephal	dolichocephal, geneigtes Hinterhaupt, steile Stirn	kantig, breite Wangenbeine, nicht flachgesichtig	groß, breite Wangenbeine, rautenförmig, nach oben zu verschmälerte Stirn	breit, rechteckig, wenig betonte Wangenbeine, hohe, breite, mäßig geneigte Stirn
Gesicht	Lang, schmal	hoch, schmal, oval oder rechteckig, häufig leicht betonte Wangenbeine	niedrig, rundlich, wenig reliefreich	weiter Augenabstand, Schlitzäugigkeit meist nur angedeutet. Mongolenfalte häufig fehlend	meist schlitzäugig, häufig Mongolenfalte, Augen braun (vereinzelt auch blau)	Lidspaltenachse schwach schräg gestellt, Mongolenfalte fehlend, Überaugenregion oft kräftig entwickelt
Nase	Schmal bis mittelbreit, Rucken gerade, Flügel schmal	mittelbreit, prominent, Spitze meist rundlich	breit, flach, Wurzel stark eingesattelt, Spitze stumpf, Flügel breit gebläht	mittelbreit, meist markant, mitunter sogar hakig, Wurzel hoch	Rucken meist gerade, Spitze leicht gerundet, Flügel mittelbreit	schmal, mittelhoch, Rücken gerade bis leicht konvex, Spitze und Flügel mittelbreit
Lippen	Schmal bis mäßig voll	mäßig voll, häufig typisch europid	mäßig voll, zuweilen dick aber nicht herausgerollt	meist dünn	dünn oder mäßig voll	schmal, breite Mundspalte
Kinn	Gut modelliert	schmal, kräftig	Kiefer leicht prognath, Kinn etwas zurückgesetzt	hoch flach gerundet, prominent bis wenig prominent	steil, wenig prominent	groß, derb, wenig prominent
Hauptverbreitung	Vorderindien, vor allem im nördl. Schwemmland der großen Strome	Polynesien	Vorderindien, Hinterindien. Ceylon, Indonesien	sibirischen Tundrengebiete	arktische Küsten- und Insellandschaften, Alaska bis 0-Gronland	westkanadische Gebirgs- und Küstenwälder, Inselgebiet von Alaska, entlang der Küste und der Felsengebirge nach Süden bis ins nördl. Kalifornien
Besondere Merkmale; Verwandtschaft	Zwei Formenkreise Nordindide und eigentliche Indide (Grazil-Indide) Wurzelgruppe derSinti und Roma, deren Sprache noch überwiegend indogermanisch	In Mikronesien stark vermischt mit Melanesiden und Palamongoliden Europid-mongolid-melaneside Gruppe mit überwiegender europiden Komponente	Gleitender Übergang zu Palämongoliden. Häufung pädomorpher Merkmale	Übergangsform zwischen Europiden und Mongoliden, z B helle Augenfarbe und Haut, braunes	indianid-mongolid-europide Übergangsform, leichte Kielbildung auf dem Scheitel vorhanden	weitgehend europider Gesamthabitus, oft fast nordeuropid helle Haut

	Silvide	*Margide*	*Zentralide*	*Brasilide*	*Andide*	*Patagonuie*	*Lagide*
Hautfarbe	hell- bis mittelbraun mit gelblichem oder Kupfer-Ton, Haut derb-lederartig mit Tendenz zu Faltenreichtum	dunkelbraun mit leicht rötlicher Beimischung, Haut derb	mittleres bis dunkleres Braun teils aufgehellt (Albinos relativ häufig)	hell- bis mittelbraun mit deutlichem Gelbton, mitunter auch matt rötlich	mittel- bis dunkelbraun mit Olivton, in Tallagen oft heller gelblich-braun	mittelbraun mit Olivton	Hellbraun mit Kupferton
Haare	schlicht bis straff, schwarz, mitteldick bis derb, Körper und Bart spärlich	schlicht, schwarz. Körper und Gesicht spärlich	schlicht bis leicht wellig, schwarz braun. Körper und Bart spärlich	schlicht bis leicht wellig, dunkel-braun bis schwarz, Körper und Bart sehr spärlich	dick, schlicht, schwarz, Körper und Bart spärlich	dick, schlicht, schwarz	schlicht oder wellig, braun bis braunschwarz
Wuchs	hoch, wuchtig, Rumpf recht lang, breite Schultern, kräftig gewölbter Thorax, derber Knochenbau	meist mittelgroß, plump, grobknochig. Gliedmaßen dünn, Hände und Fuße groß-breit	mittelgroß bis klein, untersetzt grazil wirkend, Arme lang, Schultern und Hüften breit. Thorax stark gewölbt	Klein, plump, Thorax stark gewölbt, tonnenförmig, Schultern breit, Hüften schmal, starke Lendenlordose, aber kleines Gesäß, vortretender Bauch kurzer Hals dünne Beine, lange Arme. kleine Hände und Fuße	klein, untersetzt, plump, tonnenförmiger Thorax, Schultern und Hüften breit, kleines Gesäß, kurzer Hals, Rumpf lang, Arme lang, Beine kurz	hoch- oder sehr hochwüchsig, massig breit, breite eckige Schultern, Hüften breit, Muskulatur kräftig, Unterarme und Unterschenkel kurz	mittel- oder kleinwüchsig, mäßig untersetzt, lange Extremitäten, starkes Muskelrelief
Kopfform	mesocephal, groß, Stim relativ breit, niedrig, geneigt	meso- bis dolichocephal, klein, Stirn niedrig, geneigt	stark brachvcephal, Stim relativ steil aber schmal	Mesocephal, Stirn breit relativ steil	brachycephal, Stirn breit und niedrig, meist deutlich geneigt	mittellang	lang-schmal
Gesicht	hoch-rechteckig, mäßig flachgesichtig, häufig starke Nasolabialfalten	niedrig-breit. Jochbogen breit, Wangenbeine wenig hervortretend	breit-rechteckig bis breit oval. Jochbogen und Kieferwinkel seitlich stark ausladend, mäßig vortretende Wangenbeine	Oval mit wenig betonten Wangenbeinen weiche Zuge	länglich-oval, Wangenbeine stark hervortretend	groß, rechteckig, niedrig-breit, mäßig flach, massive Jochbogen, vorgeschobene Wangenbeine	grobknochig, massige Jochbogen
Augenregion	kleine Lidspalte, gelegentlich Schlitzäugigkeit und Mongolenfalte bei Frauen häufiger als bei Männern	kleine Lidspalte ohne mongolide Merkmale	Augenabstand relativ weit, Lidspalten etwas schräg und leicht geschlitzt, Mongolenfalte selten	Lidspalte meist niedrig, außen geschlitzt, etwas schräg gestellt Augenlid eng, selten Mongolenfalte	Augapfel flach eingebettet. Lidspalte hochstehend, außen geschlitzt, oft herabhängende Oberlid-deckel, aber nur selten echte Mongolenfalte	stark betonte Überaugenregion, Lidspalte niedrig, geschlitzt, kaum echte Mongolenfalte	stark betonte Überaugenregion, niedrige, breite Augenhöhlen, ohne ausgesprochen mongolide Merkmale
Nase	schmal bis mittelbreit, Rücken konvex bis hakenförmig, Spitze verdickt, Flügel gewölbt bis anliegend (»Hakennase«)	mittelbreit, mäßig prominent, Wurzel tief eingesattelt. Rucken gerade oder konkav	mittelbreit. Rucken gerade oder konvex Spitze oft etwas herabhängend	mittelbreit bis breit, Wurzel hoch	lang und mittelhoch, Rucken gerade oder konvex, Spitze oft gesenkt	schmal bis mittelbreit, Rucken meist gerade	breit Rucken konkav, Wurzel tief eingesattelt und breit, Spitze flach abgerundet, Flügel fleischig gebläht
Lippen	dünn, breite Mundspalte	mäßig voll. Mundspalte breit	Mittelbreit. Mundspalte sehr groß	mäßig voll bis voll	mäßig voll. Mundspalte mittelbreit bis breit	mäßig voll oder voll, groß	füllig, breite Mundspalte
Kinn	rechteckig, vorspringend	zurückgesetzt	häufig etwas zurückweichend	gerundet, leicht fliehend	hoch, markant	leicht zurückgesetzt	massiv, leicht fliehend
Hauptverbreit ung	kanadische Waldgürtel, Prärien des Mittelwestens, Wälder der Appalachen	Kalifornien, Florida	Kerngebiet Mexikos, Süden der USA, Norden Mittelamerikas	Amazonasgebiet	Andenkette westl. Küste Boliviens Ecuador Chile bis nach Südargentinien	Patagonien, Chaco Pampas Trockensteppen und Grasländer	ostbrasilianisches Bergland, Sud Patagonien Feuerland
Besondere Merkmale	Kombination europider und mongolider Züge	geringe Ausbildung mongolider Merkmale	Mongolide Merkmale der Augenregion selten	Mongolide Merkmale der Augenregion selten Europide Anklänge, einige pädomorphe	Mongolide Merkmale der Augenregion selten, aber starke »Indianerfalte«	mit deutlicher »Indianerfalte«	morphologisch altertümliche Typen, älteste Einwanderer

	Äthiopide	*Nilotide*
Wuchs	hoch bis sehr hoch, schlank, schmale Hüften, lange Gliedmaßen, schmale Hände mit langen Fingern, schmale Fuße, schlanke Muskulatur; weibl Brust halbkugelig, hochstehend	sehr hoch, sehr schlank, sehr langgliedrig, v a. Unterarme und Unterschenkel, schmale Hüften, starke Lendenlordose, lang schmale Hände, schlanke Muskulatur
Kopfform	dolichocephal, lang, hohe Stirn, oft mit deutlichen Stirnhöckern	dolichocephal-schmal, stark gewölbtes Hinterhaupt hohe Stirn
Gesicht	hoch, schmal, oval, Jochbogen leicht betont, kaum prognath	Hoch-schmal, keine Prognathie
Augenregion	Augen groß, dunkel, lebhaft	Geringer Augenabstand Augen schwarz braun Pigment oft in Sklera ausstrahlend
Nase	prominent, schmal, mittelhoch, Rucken gerade oder leicht konvex, Wurzel relativ hoch, Spitze relativ schmal, Flügel schlank und schwach gewölbt	Mittelbreit bis breit, Rucken schmal, Flügel breit und stark gebläht
Lippen	voll, nicht wulstig	Mittelbreit bis voll, abgeschwächt negrid
Kinn	kräftig, markant, europid prominent	Kräftig
Hauptverbreitung	Abessinien, Ostafrika	Sumpfgebiete am oberen Weißen Nil, ausstrahlend bis zum Viktoriasee und ins Savannenland des Sudans
Besondere Merkmale; Verwandtschaft	Übergangsform zwischen Negriden und Europiden,	vor allem Gesichtszuge *in* merkbarem Maß europid, viele Anklänge an Äthiopide

	Sudanide	*Bantuide* (auch Kafnde)	*Palanegride*
Wuchs	mittel- bis hochwüchsig, stämmig, Brustkorb voluminös, Gliedmaßen lang, \ a Unterarme und Unterschenkel Muskelrelief stark modelliert, weibl Brust in hängender »Ziegeneuter« - Form	mittelgroß, breit. Gliedmaßen mittellang, muskulös. Neigung zu Fettleibigkeit, weibl Brust hängend	mittelgroß bis klein, untersetzt, plump-breit Rumpf relativ lang, Gliedmaßen und Hals kurz, Hände und Fuße klein, weibl Brust schnell erschlaffend
Kopfform	dolichocephal relativ schmal. Hinterhaupt weit ausladend Stirn schmal	lang, breit, ausladendes. gerundetes Hinterhaupt	rundlich, relativ kurz Hinterhaupt gewölbt bis schwach gerundet. Gehirnschädel relativ klein, Stirn mit betonten Hockern
Gesicht	groß hoch, breit, meist oval, gut gepolstert. Wangenbeine seitlich betont, stark prognath	rechteckig (Männer) bis rundliche (Frauen) Wangenbeine seitlich heraustretend	breit, häufig rechteckig, seitliche Betonung der Wangenbeine, betont prognath
Augenregion	Augapfel relativ oberflächlich liegend, groß, feucht glänzend, sehr dunkel	Augapfel liegen flach, kleine Augenspalte	Augen recht klein sehr dunkel
Nase	niedrig, breit. Wurzel flach, Spitze breit gerundet. Flügel stark gebläht	breit, Wurzel niedrig, Spitze rundlich-flach. Flügel gebläht	klein, breit, Rucken niedrig, Wurzel tief eingesattelt Flügel breit und gebläht
Lippen	dick gewulstet, mit Lippenleiste	mäßig herausgewulstet, mit Lippenleiste	stark gewulstet, mit Lippenleiste
Kinn	etwas zurückweichend, weich	flach gerundet	fliehend
Hauptverbreitung	Savannengürtel des westl. und mittl Sudan vordringend bis zur Guineakuste - Bantuide und Sudanide werden von vielen Autoren nicht als getrennte Gruppen angesehen Knußmann fasst sie z B unter dem Namen Kafrosudanide zusammen	Südostafrika. Ostafrika. Westafrika nördlich bis Kamerun	Tropischer Regenwald Zentralafrikas
Besondere Merkmale; Verwandtschaft	stärkste Ausprägung der negriden Merkmale Haut besonders dunkel	zwischen Nilotiden und Palänegriden stehend Betonte Lendenlordose . Große regionale Variabilität	negride Altform mit großer geographischer Variabilität Kongolesischer und guinesischer Typ

	Australide	*Palä-Melaneside*	*Neo-Melaneside*
Hautfarbe	dunkelbraun; Neugeborene mehr gelblich	dunkel	fahl-braun bis schwarz
Wuchs	mittelgroß bis groß. hager. langgliedrig, v. a. Oberschenkel; Knochenbau derb; lange Hände und Füße; abgespreizte Großzehe relativ häutig	mittelgroß, untersetzt, breit plump; Gliedmaßen relativ lang	schlank, kräftig, übermittelgroß; sehr lange Gliedmaßen
Kopfform	dolichocephal. schmal-niedrig; unterdurchschnittliche Schädelkapazität: Schädeldach dick. teilweise Tendenz zu sagittaler Kielbildung; Stirn fliehend	ähnlich wie bei den Australiden	lang, hoch. ausladendes Hinterhaupt. Stirn mäßig geneigt
Gesicht	breit-oval, niedrig, grob: massiger Unterkiefer. prognath	niedrig, derb mit massigem Unterkiefer	oval-länglich, betonte Jochbögen, grob
Augenregion	Überaugenregion stark betont; Augenhöhlen niedrig-breit: Augen tief liegend	enge Lidspalte	betonte Überaugenregion
Nase	sehr breit; Wurzel stark eingesattelt: Rücken meist konkav: Spitze niedrig. breit gerundet: Flügel gebläht	breit, flach: Rücken manchmal konkav: fleischig	hoch, markant. konvexes Rückenprofil
Lippen	breit aber nicht wulstig	voll. breit	mäßig breit, voll
Kinn	stark fliehend	fliehend	meist fliehend
Hauptverbreitung	Australien, von europiden Siedlern in unfruchtbare Gebiete des Zentrums und des Nordens verdrängt	Melanesien, v. a. Neukaledonien	Neuguinea
Besondere Merkmale; Verwandtschaft	Haar wellig: archaische Merkmale. z.B. Greiffuß	spiralkrauses Haar, enge Verwandtschaft zu Australiden	spiralkrauses Haar; männliche Geschlechtsmerkmale sehr klein, eng verwandt mit Australiden, aber in vielen Merkmalen

	Bambutide	*Buschmänner*	*Hottentotten*		*Andamanide*	*Semangide*	*Aeta*
Hautfarbe	hellbraun bis stumpf-rußig	hell bis ledergelb	hell bis ledergelb	***Hautfarbe***	dunkel	dunkel	sehr dunkel
Wuchs	zwerghaft, um 130 cm, infantil, kurzgliedrig	zwerghaft, um 140 cm, infantil, kurzgliedrig	kleinwüchsig, um 160 cm. Proportionen normal, grazil	***Wuchs***	zwerghaft, um 140 cm, Proportionen normal, kräftig untersetzt bis grazil, schlank	zwerghaft um 150 cm, Proportionen normal	zwerghaft um 150 cm, Proportionen normal
Kopfform	rund, mäßig kurz	groß, kurz	lang	***Kopfform***	kurz, rundlich	leicht rund	Rund
Gesicht	niedrig, rundlich, Wangenbeine leicht vorstehend	flach, Wangenbeine vorgeschoben, rechteckig, Mund rüsselartig gespitzt	rautenförmig, Wangenbeine vorgeschoben. Mund betont rüsselartig zugespitzt	***Gesicht***	mittellang, Umriss eckig, Gesamtgesichtsausdruck freundlich, kindlich	negrid, schwache Prognathie	negrid eckig, Wangenbogen leicht vorgeschoben
Augenregion	Lidspalte normal, weit offen	Lidspalte eng, geschlitzt, häufig Mongolenfalte	Lidspalte eng. geschlitzt, häufig Mongolenfalte	***Augenregion***		Augen groß weit offen	
Nase	extrem breite Flügel, Nasenwurzel flach, eingezogen, Nasenrücken kurz	breit, stumpf, knopfartig: Nasenwurzel extrem flach	breit, stumpf. knopfartig: Nasenwurzel extrem flach	***Nase***	mäßig breit, gerade, mittelhoch, Kuppe stumpf, leicht aufwärts weisend	breit Nasenwurzel flach	Nase breit, eingesattelt Flügel gebläht
Lippen	mäßig dick mit konvexer Oberlippenkontur	mäßig voll mit konvexer Oberlippenkontur	mäßig voll, Oberlippenkontur fehlend	***Lippen***	mäßig voll, mit konkaver Oberlippenkontur	dick aufgeworfen	voll bis gewulstet
Kinn	leicht fliehend	mäßig fliehend	spitz, mäßig fliehend	***Kinn***	spitz, leicht fliehend		
Hauptverbreitung	Kongolesische Urwälder, insbesondere am Ituri (Batwa, Efe u.a.)	südafrikanisches Trockengebiet, insbesondere Kalahari	Südafrikanisches Trockengebiet. Teil des Kaplandes	***Hauptverbrettung***	Klein-Andaman Groß Andaman	Malakka an der Sudspitze Hintenndiens	Philippineninseln im Stillen Ozean
Besondere Merkmale; Verwandtschaft	Ohrläppchen angewachsen. Haar stark kraus bis pfefferkorn-förmig. Haut stark gerunzelt, betonte Lendenlordose. Steatopygie, dagegen Kopfdimensionen normal. Breiteste Nase unter den Hominiden; insgesamt pädomorph	Ohr eingerollt wie bei einem Fötus, Pfefferkornhaar, Haut stark gefaltet, stark betonte Lendenlordose. Steatopygie, Hottentottenschürze, Brüste achselständig, insges. pädomorph, z.B. Penisstellung und Lage der Scham	Ohr normal. Haarform und Hautfaltung wie bei Buschmännern. extrem betonte Lendenlordose. Steatopygie. Labium der Hottentottenschürze besonders lang	***Besondere Merkmale, Verwandtschaft***	Augen, Ohren, Mund relativ groß, Haarform engspiralig (Pfefferkornhaar) betonte Lendenlordose und Steatopygie wie bei afrikanischen Kleinformen Dagegen fehlen Hautfalten Im ganzen kleine zierliche Erwachsene mit europiden Zügen	Haar kraus bis feinspiralig Viele Merkmale sind Sonderbildungen auf ursprünglich weddider Unterschicht	Haar dichtkraus, Barthaar und Körperhaar fehlend mongolide Zuge

Die amerikanischen Professoren Luca Cavalli-Sforza und Allan Wilson untersuchten im Rahmen des »Human Genom Diversity Project« die Verteilung bestimmter Gene in der Erdbevölkerung. Die vergleichenden Untersuchungen zu den genetischen Distanzen einzelner »Phänotypen« haben nicht nur eine genetische Kartierung der Evolutionsstufen des homo sapiens ergeben, sondern auch eine Skala der Verwandtschaft der verschiedenen »Großgruppen« der Menschheit.

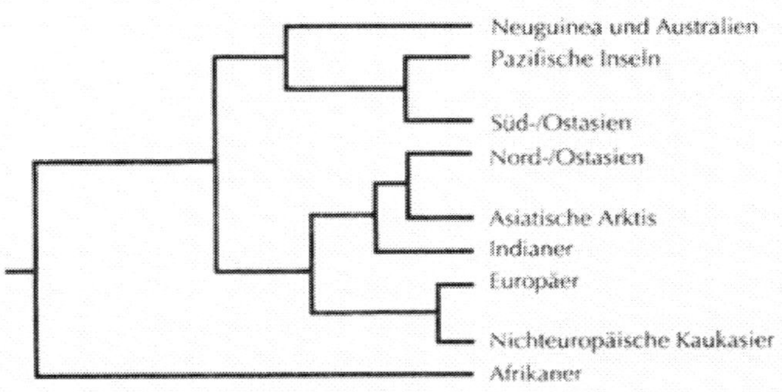

Auch nach den Hypothesen der gegenwärtigen Genforschung ist Afrika als Wiege der Menschheit zu betrachten. Von Afrika aus verzweigte sich der Homo sapiens über die Erde. Unsere Urahnen besiedelten von Afrika aus vor 100.000 bis 90.000 Jahren Vorderasien. Im gleichen Zeitraum trennten sich zwei erste Großgruppen, von denen die eine Indien und Südostasien besiedelte, während die andere die nördlichen und östlichen Teile Asiens eroberte. Etwa 40.000 Jahre später stieß die erste der beiden Gruppen nach Neuguinea, zu den Pazifischen Inseln und nach Australien vor. Wiederum 45.000 bis 35.000 Jahre später erfolgte eine weitere Diversifizierung: Die Cro-Magnon-Menschen begannen den östlichen und westlichen Mittelmeerraum zu bevölkern und von hier aus ganz Europa zu besiedeln. In diesen langen Zeiträumen und den in ihnen erfolgenden Wanderungsbewegungen differenzierten sich drei Hauptphänotypen aus: die Großgruppen der „Negriden", „Mongoliden" und „Europiden". Die verschiedenen Hautfarben sind ein für die Wahrnehmung entscheidender Aspekt dieser Differenzierung, der auf Anpassungen an klimatische Verhältnisse zurückgeführt wird. Die letzte große Wanderung brachte zwischen 35000 und 15000 v.Chr. von Nordostasien aus die Besiedelung der beiden amerikanischen Kontinente durch »mongolide« Nomaden mit sich.

Je weiter die verschiedenen Gruppen zeitlich auseinander liegen, umso größer sind auch die genetischen Unterschiede zwischen ihnen. Während sich – gemäß den Ergebnissen des Genom-Projektes – die beiden Hauptzweige, die Schwarzafrikaner und die Nichtafrikaner bereits vor 100000 Jahren voneinander getrennt haben, um an ihren jeweiligen Wohnorten ihre spezifischen Adaptationen auszubilden, begannen die verschiedenen europiden Großgruppen (Indoeuropäer, Semiten, Berber) erst vor einigen Jahrtausenden, sich auseinander zu entwickeln. Die Vorfahren der Indianer und Europäer haben sich bereits vor etwa 40000 Jahren getrennt. Die Ergebnisse eines der größten Projekte der gegenwärtigen Forschung erweisen die genetische Differenz und kartieren die Stufen der geschichtlichen Entwicklung der Menschheit.

Die Abbildung zeigt die Wanderungen und ihre vermutliche zeitliche Verteilung:

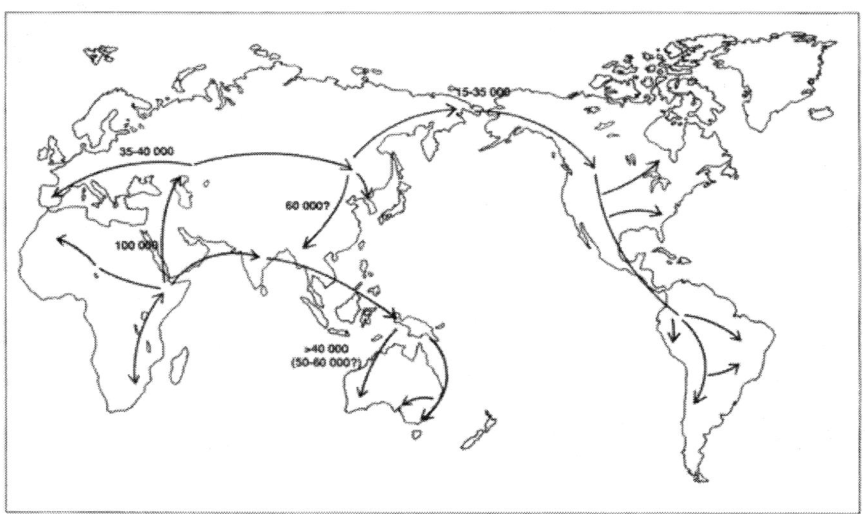

Luca und Francesco Cavalli-Sforza schreiben dazu:

»Die Nichtafrikaner teilen sich in zwei große Zweige auf. Der eine entspricht den Populationen, die gegenwärtig Südostasien bewohnen, und jenen, die – höchstwahrscheinlich von dort – nach Australien, Neuguinea und zu den Pazifischen Inseln gelangten. Der andere große Zweig hat Nordasien bevölkert mit einer Hauptabzweigung nach Osten (Sibirien und von dort nach Nord- und Südamerika) und einer anderen nach Westen, zu der vor allem die europäischen und nichteuropäischen Kaukasier gehören. Letztere, auch »Europide« genannt, sind in der Mehrzahl Völker mit weißer Haut, umfassen aber auch die Populationen des im tropischen Bereich liegenden Südindien, die eine starke Abdunkelung der Haut aufweisen, deren Gesichts- und Körpermerkmale aber eindeutig kaukasisch oder europid, und nicht afrikanisch oder australisch sind.«

(link: http://www.geistesleben.com/diedrei/drei062000/fremdes.html)

3.2. Sprache und Stimme

Die Spracherkennung ist eine fortschrittliche und weit entwickelte biometrische Identifikationsmethode und von besonderer Relevanz für die Erkennung von Personen im Feld der Telekommunikation.

Die Spracherkennung ist wichtig bei der Vereitelung von Straftaten und Ermittlungen wie z.B. dem Abhören von Gesprächen (Telefonüberwachung u.ä.).

Die Sprachererkennung ist eine Methode, die Eigenschaften der Stimme einer Person analysiert, um

- die Stimme eines unbekannten Sprechers zu identifizieren.
- zu verifizieren, dass ein Sprecher derjenige ist, der er behauptet zu sein (Authentifikation).
- die Stimme einer Person in einer Umgebung mit vielen Sprechern zu erkennen.

In allen Fällen wird die Stimme einer Person mit modernster Technik, computergestützt, akustisch gemessen, digitalisiert und mit einem zuvor aufgenommenen und gespeicherten Muster oder Stimmabdruck der Stimme verglichen. Früher waren große Apparaturen notwendig, heute sind die Geräte unauffällig klein, mit einem großen Radius, einer hohen Auflösung und Präzision. Sie können überall nahezu unsichtbar angebracht werden.

- text dependent systems:

Die besten Ergebnisse beim Erkennen der Personen werden in Bezug auf die Fehlerraten erzielt, wenn die gleichen Wörter für die Eingabe und das Muster verwendet werden (text dependent). Zu denken ist an ein vorher festgelegtes Passwort oder eine Identifikationsnummer. Nach der Eingabe wird dieses mit dem gespeicherten Stimmabdruck verglichen.

- text prompted systems

In anderen Systemen werden die Sprecher veranlasst, zufällig ausgewählte Wörter zu wiederholen, die mit dem Muster verglichen werden (text prompted). Der Vorteil ist hierbei, dass das System nicht fehlgeleitet werden kann durch Fälscher, die auf Band gespeicherte Stimmabdrücke missbrauchen.

- text independent systems

In "text independent systems" wird eine Person gebeten zu sprechen, und ihre Äußerungen werden mit den gespeicherten Mustern verglichen, die völlig verschiedene Wörter enthalten. Dies beinhaltet einen erheblich höheren Zufallsfaktor, und von daher ist der Vergleich schwieriger, besonders wenn Hintergrundgeräusche vorliegen oder Telefonleitungen mit hohem Geräuschpegel verwendet werden. Auf der anderen Seite ist das Potential hoch: In Verbindung mit einer großen Sammlung von Stimmmustern ermöglichen textunabhängige Systeme die Identifizierung vieler verschiedener Personen in verschiedenen Umgebungen.

Sprechererkennung

Sprechererkennung nutzt grundlegend die Tatsache, dass jeder Mensch individuell auszeichnende Stimmmerkmale besitzt. Hierzu zählen der individuelle Hintergrund der Muttersprache, des Dialektes und kulturell- bzw. traditionsgeprägter Sprachelemente, die bei der Sprachentwicklung auf die Sprachfähigkeit und die Sprache jedes einzelnen Menschen einwirken. Dazu zählt auch seine Ausdrucksform und -fähigkeit.

Dazu kommen die Beurteilung der regelrechten Entwicklung des Vokaltraktes, der Lautmodulationsfähigkeit und Sprachfähigkeit insgesamt, die eine normale körperliche Entwicklung des Stimmapparates voraussetzt. In diesem Zusammenhang sind folgende anatomischen Gegebenheiten zu betrachten: die mimischen Muskeln, die Lippen, das Gebiss, die Zunge, der Gaumen, der Kehlkopf und die Stimmbänder.

Jeder Mensch hat individuelle Sprachgewohnheiten, die veränderlich sein können, aber den subjektiven Eindruck, den der Mensch vermittelt eindeutig prägen. Hierbei wäre auch der Bereich des Profiling angeschnitten, der aber über die reine Spracherkennung hinausgeht und den soziokulturellen Kontext des Sprechenden zur Täteridentifikation analysiert.

Unter Berücksichtigung aller genannten Faktoren kann die Identität eines Sprechers anhand der Stimmmerkmale, die aus einer Äußerung gewonnen werden, mit in einer

Datenbank gespeicherten Referenzmerkmalen verglichen werden, letztendlich ermittelt oder überprüft werden.

Mögliche Anwendungen:

- Nutzerauthentifizierung über Telefon
- Zugangskontrolle zu Räumen
- überwachter Zugriff auf Datenbanken
- Anwesenheitskontrolle

Methoden zur Identifikation oder Erzeugung von Emotionen

Ein weiterer interessanter Aspekt sind die Emotionen, die mittels Sprache vom Sender zu Empfänger vermittelt werden können.

- Ausdruckspsychologische Verfahren
- Sprachliche Methoden
- Psychophysiologische Verfahren
- Induktionsmethoden
- Qualitative Methoden

Ausdruckspsychologische Verfahren

beziehen sich auf nonverbale Aspekte der Emotionskomponenten, konzentrieren sich meist auf:

- Stimme
- Gestik
- Körperhaltung
- Körperorientierung
- Blickkontakt
- und vor allem Mimik (Gesichtsausdruck)

Physikalische Parameter: Amplitude und Frequenz der Schallwellen

Stimmmerkmale, z.B.:

- Indifferenzlage
- Stimmhöhe
- Knarren
- Flüstern
- Hauchen
- Rauheit

oder

Drei Gegensatzpaare (nach Jürgens & Ploog 1976):

- Gepresste Stimme - Nichtgepresste Stimme
- Kopfstimme - Bruststimme
- Schonstimme - Kraftstimme

	Kopfstimme	**Bruststimme**	
Gepresste Stimme	Jammern	Verdruss	Schonstimme
Gepresste Stimme	Angstschrei	Schimpfen	Kraftstimme
Nichtgepresste Stimme	Zärtlichkeit	Genießen	Schonstimme
Nichtgepresste Stimme	Jubeln	Imponieren	Kraftstimme

Emotionale Interpretation von Variationen von Stimmparametern

(nach Rost (1990))

Akustischer Parameter	Stärkegrad	emotionale Zuschreibung
Amplitudenvariation	gering	Glück, Fröhlichkeit, Aktivität
	stark	Furcht
Tonhöhenvariation	gering	Ekel, Ärger, Furcht, Langeweile
	stark	Glück, Fröhlichkeit, Aktivität, Überraschung
Änderung Tonhöhenverlauf	abwärts	Langeweile, Fröhlichkeit, Traurigkeit
	aufwärts	Furcht, Überraschung, Ärger, Stärke
Änderung Tonhöhenniveau	wenig	Langeweile, Fröhlichkeit, Traurigkeit
	stark	Überraschung, Macht, Ärger, Furcht
Tempoveränderung	langsam	Traurigkeit, Langeweile, Ekel
	schnell	Aktivität, Überraschung, Glück, Fröhlichkeit, Macht, Furcht
Filtrierung Obertöne	gering (viele Obertöne)	Fröhlichkeit, Langeweile, Glück, Traurigkeit
	stark (wenige Obertöne)	Macht, Ärger, Ekel, Furcht, Aktivität, Überraschung

Praktische Übung zur Sprache und Spracherkennung:

1) Sprachaufnahme eines einfachen Textes, am besten ein sehr bekanntes Stück wie zum Beispiel von Wilhelm Busch und ein neutraler Text wie eine Betriebsanleitung für ein einfaches technisches Gerät und eine frei gewählte, spontane, kurze Ansprache.

2) Erkennung der Sprache und Problematiken der Sprachentwicklung sind u.a. Aufgaben des Logopäden, daher ist für die Untersuchung die Anwesenheit eines Logopäden eine gute Unterstützung bei der Analyse der begleitenden Faktoren wie z.B. der regelrechten Entwicklung des Vokaltraktes, der Lautmodulations- und Sprachfähigkeit insgesamt.

3.3. Schrift

Grundlegend ist zu sagen, dass die Handschrift so einzigartig und unverwechselbar ist wie ein Fingerabdruck, es gibt keine zwei Menschen auf der Welt die völlig identisch schreiben.

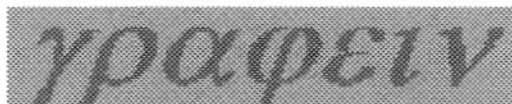

"Graphologie" (griechisch: Lehre von der Handschrift) ist die systematische Untersuchung des Ausdrucksgehalts der Handschrift eines Menschen mit dem Ziel, Aufschlüsse über die Persönlichkeit des Schreibers zu gewinnen.

Untersucher sind Graphologen, amtlich bestellte Sachverständige oder Behörden.

Untersucht werden die unterschiedlichsten Schriftstücke, von einer einzelnen Unterschrift bis hin zu längeren Texten, z.B.:

- Amtliche Dokumente, echte oder gefälschte, Ausweise jeder Art
- Bekenner-, Droh- oder Erpresserschreiben
- Persönliche Testamente, Verfügungen usw.
- Aushänge

Geprüft werden:

- Schriftform: Schreibmedium und verwendetes Material
- Sprachform: Sprache, Ausdrucksform- und weise

Ähnlich wie die anderen Disziplinen der Körpersprache ist auch die Graphologie geprägt von einer großen Fülle von Details (Beispiele):

- Größe der Schrift
- Betonung der Ein- und Auszüge
- Schrifttyp
- Schriftlage
- Bewegungsbild
- intuitive Wirkung
- Längenunterschiede
- Zeilenführung

Hinweise auf Zusammenhänge zwischen Handschrift und Verhalten gehen zurück bis in das 17. Jahrhundert.

Folgende Persönlichkeiten befassten sich mit Graphologie: 17. Jahrhundert: Prosper Adorius, Bernadino Baldi; 18. Jahrhundert: Johann Kaspar Lavater und J.W. von Goethe; 19. Jahrhundert: Abbé Jean Hippolyte Michon, J. Crépieux-Jamin; 20. Jahrhundert: Ludwig Klages, Max Pulver, Müller-Enskat, Anja Teillard, Ursula Avé-Lallemant, Curt Donig, Alfons Lüke u.a.

Die Schreibspur ist ein Dokument psycho-motorischen Geschehens. Die Handschrift protokolliert die menschliche Bewegung. Die wesentliche Prägung geht dabei vom Gehirn aus. Bewegung, Formung, räumliche Gestaltung, Schreibstrichqualität und Druck sind das Datenmaterial, welches der graphologischen Deutung zugrunde liegt.

Physikalisch-technische Schriftuntersuchung

Mit Hilfe physikalisch-technischer Untersuchungen ist es möglich, für das menschliche Auge nur eingeschränkt oder nicht (mehr) wahrnehmbare physikalische und grafische Merkmale zu erkennen und objektiv zu dokumentieren. Diese urkundentechnischen Untersuchungen werden in der Regel vor der eigentlichen schriftvergleichenden Analyse durchgeführt. Da sie ausschließlich physikalischer Art sind, sind sie im allgemeinen zerstörungsfrei. Weiterführende chemische Untersuchungen (z.B. Analyse von Kugelschreiberpasten) fallen in den Zuständigkeitsbereich des Urkundenexperten.

Physikalisch-technische Überprüfungen können ohne Einschränkungen nur anhand von Schreibleistungen im Original durchgeführt werden.

Das Standardgerät des Handschriftenexperten ist das Stereomikroskop. Mit diesem Gerät ist es möglich, entscheidungsrelevante Details des Schreibdruckverlaufs, der Strichbeschaffenheit und der Bewegungsführung unter Verwendung verschiedener Beleuchtungsarten (Auf-, Durch- und Streiflicht) exakt zu erfassen.

Zur Untersuchung von latenten Schreibdruckspuren auf einem fraglichen Schriftträger wird der "Electrostatic Detection Apparatus" (ESDA) eingesetzt. Mittels ESD-Verfahren kann u.a. auch geprüft werden, ob der fragliche Schriftträger Vorzeichnungsspuren, Rasuren oder mechanische Tilgungen enthält.

Ein weiteres urkundentechnisches Verfahren ist die Untersuchung des Reflexionsverhaltens von Schreibmitteln im infraroten Spektralbereich (spektralselektive Untersuchung). Je nach Ausgangslage ist es mit dieser physikalisch-optischen Methode z.B. möglich, Vorzeichnungsspuren bei indirekten Pausfälschungen oder (nachträgliche) handschriftliche Zufügungen/Ergänzungen nachzuweisen und zugleich bildlich zu dokumentieren.

Schriftvergleichende Befunderhebung und Befundbewertung

Bei der Befunderhebung und Befundbewertung wird der Handschriftenexperte ständig mit dem Problem der Merkmalsübereinstimmung bzw. -abweichung konfrontiert. Da die habituelle Handschrift eines jeden Schreibers innerhalb einer bestimmten Bandbreite mehr oder weniger variiert, stellt sich immer wieder die im Zusammenhang mit der Bewertung der Befunde wesentliche Frage, wie merkmalsgleich, d.h. übereinstimmend Schriften überhaupt sein können, ohne von derselben Person zu stammen bzw. wie merkmalsverschieden Schriften sein können, um trotzdem noch von derselben Person zu stammen.

Im Rahmen der schriftvergleichenden Befunderhebung wird je nach physikalischer und grafischer Beschaffenheit sowohl das fragliche als auch das Vergleichsschrift-material hinsichtlich folgender sieben grafischer Grundkomponenten geprüft und vergleichend gegenübergestellt, wobei der methodische Grundsatz "Vom Allgemeinen zum Speziellen" konsequent verfolgt wird:

1. Strichbeschaffenheit (Strichspannungen, Strichsicherheit/-störungen, Strich in sich, Bewegungsvor- und -rückschläge)
2. Druckgebung (Druckstärke, Schreibdruckverlauf, Druckrhythmus)
3. Bewegungsfluss (Strichgeschwindigkeit, Erfolgsgeschwindigkeit, Schreibeile, Verbundenheit innerhalb und zwischen den Buchstaben)
4. Bewegungsführung und Formgebung (Linien- vs. Bogenzügigkeit, graphische Vereinfachungen vs. Bereicherungen, Besonderheiten der Formgebung)
5. Bewegungsrichtung (Abläufe, Inkonsistenzen zwischen Form und Bewegungsführung, Neigungswinkel, Zeilenführung)

6. Vertikale und horizontale Ausdehnung und Flächengliederung (absolute Größe der Schreibzonen, Größenproportionen, Buchstabenbreite, Abstände zwischen den Buchstaben, Wortabstände, Zeilenabstände, Oben-/Untenrand, Links-/Rechtsrand)
7. Sonstige Merkmale (nichtschriftliche graphische Besonderheiten, Interpunktion, Besonderheiten der Schreibung, Orthographie)

Schwere körperliche Einflüsse, z.B. Zittrigkeit (Tremor) durch Schlaganfälle, Parkinsonsche Krankheit oder Grauer Star, die sich auf die Feinmotorik auswirken, beeinflussen natürlich die Schrift.

Graphologen können Aussagen zu Grundeigenschaften eines Menschen treffen; Krankheiten, psychologische Faktoren wie z.B. Triebstörungen oder das allgemeine Triebverhalten eines Menschen können sie nicht bestimmen.

Die Graphologie, oder Schriftpsychologie, führt eine fundierte Handschriftanalyse durch und ermöglicht so Einblicke in das Wesen und den Charakter des Schreibers.

Die Schrift spiegelt wesentliche persönliche Merkmale eines Menschen, da sie psychomotorische Vorgänge, die nicht vom Bewußtsein zensiert werden, sichtbar machen kann. So entsteht ein umfassendes, facettenreiches Persönlichkeitsbild das die individuellen Züge des jeweiligen Schreibers trägt.

Aufgaben der Graphologie

- Dem erfahrenen Personalchef aus Industrie und Wirtschaft kann ein graphologisches Betriebs-Gutachten als Entscheidungs- oder Führungshilfe dienen, in Ergänzung zu Gespräch, Lebenslauf, Referenzen, Zeugnis, Testverfahren etc.
- Graphologie wird auch für die Berufs- und Laufbahnberatung eingesetzt.
- Im Persönlichkeits-Gutachten werden Stärken und Schwächen eines Menschen herausgearbeitet, der mehr über sich selbst erfahren und sich selber besser kennen lernen möchte.
- Im Partnerschaftsvergleich wird Gemeinsames oder Trennendes zwischen Lebens- oder Berufspartnern beschrieben.

Möglichkeiten und Grenzen der Graphologie

Graphologie ist eine psychodiagnostische Methode. Die Handschrift kann Aufschluss geben über:

- Allgemeines Verhalten
- Geistige Fähigkeiten
- Wille
- Ich-Bereich
- Vitalbereich
- Soziale Kompetenz
- Kontaktverhalten
- Leistungsbild
- Führungseigenschaften etc.

Was kann Graphologie nicht?

Die Handschrift kann keine Auskunft geben über:
- Das Alter einer Person
- Das Geschlecht einer Person
- Fachwissen
- Spezifische Fertigkeiten
- Krankheiten
- Die Zukunft

Graphologische Gutachten	
in Unternehmen	bei der Auswahl von Mitarbeitenden
	bei der Potentialbeurteilung
	in beruflichen Laufbahnfragen
	bei Problemsituationen in der Führung oder in der Zusammenarbeit
im privaten Bereich	bei persönlichen Fragestellungen
	in beruflichen Entwicklungs-, Entscheidungs- und Problemsituationen
	als Hilfsmittel zur persönlichen und beruflichen Standortbestimmung
Mögliche Aussagen	zur Persönlichkeit
	zum Kontakt- und Beziehungsverhalten
	zur Führungs- und Sozialkompetenz
	zum Leistungsverhalten
	zur Denkweise
	zu Entwicklungsperspektiven

Intelligenz und Begabungsrichtung:

Auffassungsgabe, Intelligenzniveau, Kritikfähigkeit, Organisationsvermögen, Kreativität, Darstellungsgabe

Motivationspotenzial und Sozialkompetenz:

Selbstbewusstsein, Durchsetzungsstärke, Kommunikationsfähigkeit, Anpassungsfähigkeit, Teamfähigkeit, Konfliktfähigkeit, Frustrationstoleranz, Vertrauenswürdigkeit

Arbeitseigenschaften:

Einsatzbereitschaft, Leistungsfähigkeit, Belastbarkeit, Selbstständigkeit, Arbeitstempo, Zuverlässigkeit, Ausdauer

Entwicklungsfähigkeit:

Persönlichkeitsreife, Anspruchsniveau, Lernfähigkeit

Eignung für Führungsaufgaben

Persönlichkeitsformat, Überzeugungskraft, mitmenschliches Verständnis, Entscheidungsfähigkeit, Zielorientierung, Fähigkeit zu Planung und Kontrolle

Grundvoraussetzungen für ein graphologisches Gutachten

Zur Erstellung eines umfassenden Persönlichkeits-Gutachtens sind folgende Angaben und Unterlagen erforderlich:

- Mindestens eine Seite eines handgeschriebenen Original-Textes mit Unterschrift, wenn möglich in Form von spontan entstandenen Schriftproben.
- Angaben zur Person:

Name, Vorname, Alter, Geschlecht, Nationalität, Links- Rechtshändigkeit, Ausbildung, Beruf (momentane Tätigkeit), evtl. schwere Erkrankungen oder eine momentan außerordentliche Belastungssituation Zur Erstellung eines Betriebs-Gutachtens sind nebst oben erwähnten Angaben folgende zusätzliche Informationen erforderlich:

- Anforderungsprofil
- Stellenbeschreibung
- Vor allem das Einverständnis des Schrifturhebers außer zum Zwecke der Aufklärung von Straftaten

Schrift im soziokulturellen Kontext

Die Schrift hat wie die Sprache einen soziokulturellen Kontext, der über die Untersuchung der Schriftführung hinaus wichtige Information über den persönlichen Hintergrund eines Menschen geben kann.

- Die Schriftsprache nimmt Merkmale der Oralität an: so sind dialektale, soziolektale und kolloquiale Elemente stark vertreten, Anglizismen, Neologismen und Verschleifungen treten gehäuft auf, durch piktorale Elemente wie die "emoticons" werden para- und nonverbale Merkmale integriert und oft liegt sogar ein hohes Maß an Expressivität mit graphischer Symbolisierung bestimmter Sprechakte vor.
- Der verstärkte Gebrauch von Abkürzungen ist wohl u.a. durch den geringen zeitlichen Spielraum bedingt, in dem trotz der Verwendung von Schrift die Anschlusskommunikation zu erfolgen hat. Dies erklärt wohl auch die hohe Flüchtigkeit und Ungenauigkeit, in der geschrieben wird.
- Die Beschleunigung in der Zeitdimension hat folgenden Grund: für das Verbreitungsmedium der gesprochenen Sprache ist die Simultaneität der drei Kommunikationskomponenten „Mitteilung, Information, Verstehen" charakteristisch, für das der Schrift die zeitliche Trennung der Mitteilung vom Verstehen. Diese Charakteristika vermischen sich: trotz der Verwendung von Schrift kann die Kommunikation simultan sein, die drei Kommunikationskomponenten werden in der Zeit nicht auseinandergezogen, dafür nimmt die schriftliche Kommunikation Merkmale der Kommunikation in gesprochener Sprache auf.
- Wie im Gespräch mit persönlicher Anwesenheit oder wie beim Telefon ist durch eine sofortige Anschlusskommunikation die Kontrolle des Verstehens oder reflexives Nachfragen möglich, allerdings bei einem potentiell ungleich größeren sozialen Teilnehmerkreis.
- Dadurch verliert die gesprochene Sprache den alleinigen Anspruch auf den unmittelbaren Kontakt der Kommunikationspartner in der Zeit- und in der Sozialdimension: die Sprache wird verschriftlicht, die Schrift versprachlicht.

Praktische Übung

Schrifttest:

(http://www.graphologies.de/)

Folgender Standardtext wird von dem Probanden handschriftlich kopiert:

Edel sei der Mensch, hülfreich und gut. Denn das unterscheidet ihn von allen Wesen, die wir kennen. Am Anfang stand ein Text von Goethe. Mit freundlichen Grüßen   (Unterschrift)

Im Anschluss erfolgt die Auswertung anhand von 20 vorgegebenen Kriterien.

Weitere links:

http://www.uni-koblenz.de/~diekmann/linguistik/Sprachgeschichte.pdf

Tafel mit den Zeiten der Schrift bzw. Sprachentstehung

HTML / ZDF

http://www.zdf.de/ZDFde/inhalt/0,1872,1020953,FF.html

3.4. Bewegungen und Bewegungsmuster – Biokine(ma)tik

Bewegungen und Bewegungsmuster sind individuelle Körpermerkmale und in Ergänzung zu anderen körperlichen Merkmalen zur Identifikation von Menschen geeignet.

Bewegungen und Bewegungsmuster - sowie die Körperhaltung an sich - werden geprägt durch individuelle Körpereigenschaften wie Körpergröße, Körpergewicht und körperliche Beeinträchtigungen von leichten Bewegungseinschränkungen bis hin zu globalen Behinderungen.

Gesten, Körperbewegungen, Körperhaltungen und Körperkontakt werden als Signale im gesellschaftlichen Kontext gesehen und individuell ausgesendet.

Folgende Einteilung der Biokinetik ist sinnvoll einsetzbar:

- Bewegungen allgemein: Gesicht, Extremitäten, ganzer Körper (d.h. Bewegungsapparat)
- Bewegungsmuster: Mimik, Gestik und Raumorientierung bei der Bewegung

Bewegungen und Bewegungsmuster können je nach körperlicher Befindlichkeit, Körperspannung, körperlichen (muskulären) Trainingszustands, der Bekleidung und des Transports und Haltens von Gegenständen in unterschiedlich Ausprägung und Raumgreifung bzw. -tiefe ausgeführt werden. Nervosität kann zu Übersprungshandlungen führen, die in einer entspannten und ruhigen Situation "normalerweise" nicht auftreten. Bei der Beurteilung der persönlichen Bewegungen und Bewegungsmuster in einem bestimmten situativen Kontext (z.B. bei der Ausübung einer Straftat) ist darauf grundlegend zu achten.

Räumliche Einschränkungen der Bewegungsfreiheit, äußere vor allem unvorhergesehene oder unvorhersehbare Einflüsse wie starker Lärm und plötzliches sehr helles Licht führen beeinflussen sowohl die Mimik als auch die Gestik und die Bewegungen des Körpers insgesamt.

Die Körperbewegung und -beweglichkeit fällt in den Bereich der **Ergonomie**, d.h. die menschlichen Voraussetzungen – menschlichen Eigenschaften gliedern sich in die Bereiche „Körpermaße“, „Körperhaltung“, „Körperkräfte“, „Körperbewegung“, „Kognitive Eigenschaften“ und „Belastbarkeit“. Unter dem Begriff „Körpermaße“ soll ausschließlich die Bemaßung des menschlichen Körpers („Geometrie“) verstanden werden – also z.B. die Körperhöhe oder die Armlänge. Die Begriffe „Körperhaltung", „Körperkräfte" und „Körperbewegung" beziehen sich auf die entsprechenden Eigenschaften von Menschen in diesen Bereichen. Darunter sind nicht nur die maximal oder minimal möglichen Kräfte und Bewegungen zu verstehen, sondern auch Bequemlichkeitsbereiche oder eine ergonomisch günstige Haltung.

3.4.1. Mimik

Beschreibung des mimischen Ausdrucks von Emotionen mit dem "Facial Action Coding System" (FACS) von Ekman & Friesen (1978)

Ziel: Beschreibung u. Differenzierung der sichtbaren Mimik durch 44 Action Units (z.B. Oberlippe hochziehen)

Beispiele:

Emotion	Gesichtsausdruck
Freude, Glück	Auseinandergezogener Mund + hochgezogene Mundwinkel, hochgezogene Wangen und Oberlider, Lachfältchen unter den Augen, Krähenfüße in Augenwinkeln
Traurigkeit	Herabgezogene Mundwinkel oder Zittern der Lippen, schlaffe oder nur im inneren Teil hochgezogene Oberlider, Augenbrauen in der Mitte hochgezogen, auch leicht zusammengezogen
Furcht	Auseinandergezogener Mund, angespannte Lippen, Augenbrauen hoch + zusammengezogen, hochgezogene Oberlider, angespannte Unterlider
Ärger	Zusammengepresste Lippen oder Schmollmund, Augenbrauen gesenkt + zusammengezogen, hochgezogenes Unterlied, dadurch starrer Blick
Überraschung	Hochgezogene Augenbrauen, weit geöffnete Augen, herabfallendes Kinn
Abscheu	hochgeschobenes Kinn, hochgezogene Oberlippe, gerümpfte Nase, Augenbrauen gesenkt, Unterlippe hoch- oder herabgezogen

Weitere Verfahren:

- Kodierverfahren von Izard (1979) primär für Säuglinge & Kinder (Maximally Discriminative Facial Movement Coding System)
- Erste Verfahren zur automatischen computergestützten Kodierung von FACS (Kaiser & Wehrle 1992, Wehrle 1994, 1996).
- Elektromyographische Verfahren (EMG)

3.4.2. **Gestik** (nach Ekman & Friesen; Rost)

Embleme

Gesten, die direkt verbal übersetzt werden können, von allen Angehörigen einer Gruppe verstanden werden, meist bewusst ausgesandt werden und deren Gebrauch in der Sozialisation erworben wird ("Vogel" oder "Daumen zeigen").

Illustratoren

Sind Gebärden, die Sprache begleiten, Inhalte unterstreichen, näher erläutern, anschaulich machen; können auch Worte ersetzen, im Widerspruch zur Sprache stehen oder diese relativieren. Meist unbewusster Gebrauch, sozial erworben, oft keine eindeutige kontextfreie Übersetzung möglich (Handbewegungen beim Reden).

Adaptoren

Handbewegungen, die nicht unmittelbar mit Sprache zusammenhängen, meist nicht bewusst, wenig sozial beeinflussbar. (nicht-illustratorisches Faustballen, Kopfkratzen, Streicheln von Körperteilen, Fingerspiele, Hantieren an Kleidung usw.) Als Adaptoren werden sie bezeichnet, weil sie möglicherweise die Realisierung einer anderen Leistung erleichtern sollen ("Kopfkratzen bei Wortfindungsstörung").

3.4.3. Körperhaltung, Körperorientierung, Körperbewegung

(Scheflen, 1972, Rost, 1990)

Die Körperhaltung ist ein Ausdrucksverhalten, an dem der ganze Körper beteiligt ist, im Unterschied zur Körperorientierung nicht an Interaktionspartner gebunden. Körperbewegungen beziehen sich auf Veränderungen der Person im Raum.

Drei Aspekte Körperhaltung:

- Argument
- Position
- Präsentation

Für alle Körperhaltungseinheiten gilt:

- Sie müssen im situativen Kontext verstanden werden.
- Es gibt interindividuelle Unterschiede (Kultur, Alter, Geschlecht, Status usw.).

Drei Dimensionen von Körperorientierungen:

- Einschließen/ ausschließende Funktion
- Vis-a-vis/ parallel
- Kongruenz/ Nicht-Kongruenz

Blickkontakt

eye contact: beide schauen sich gegenseitig in die Augen

gaze: nur einer schaut dem anderen in die Augen

Bestehender und aufrechterhaltener Blickkontakt werden meist als Vertrautheit und positive Zustimmung interpretiert.

Aber: Modifizierung durch verschiedene Situationsmerkmale, z.B.:

- Ausdruck von Respekt (bei Statusunterschieden)
- Bedrohung ("Anglotzen" oder "Anstarren" eines Konkurrenten)
- Mittel im Kampf um dominante Rolle ("mit Blicken festnageln", "Blick nicht als erster niederschlagen" usw.)
- Blickkontakt führt i.d.R. zur Erhöhung der physiologischen Erregung und u.U. zur Intensivierung des gerade bestehen Gefühlserlebens

Ganzkörperbewegung:

Der Mensch hat drei Hauptkörperhaltungen:

- Stehen und Gehen
- Sitzen, Hocken, Knien
- Liegen

Körperhaltungen dienen zu (u.a.):

- Tätigkeiten
- Ausdruck von Gefühlen (z.B. Wut, Gleichgültigkeit) und Einstellungen (z.B. Dominanz, Unterwerfung/Beschwichtigung)
- Begleitung und Klärung beim Sprechen
- Darstellung der Persönlichkeit (z.B. militärisch stramm, lässig)
- Einhaltung sozialer Konventionen
- symbolischem Ausdruck (z.B. Rituale)

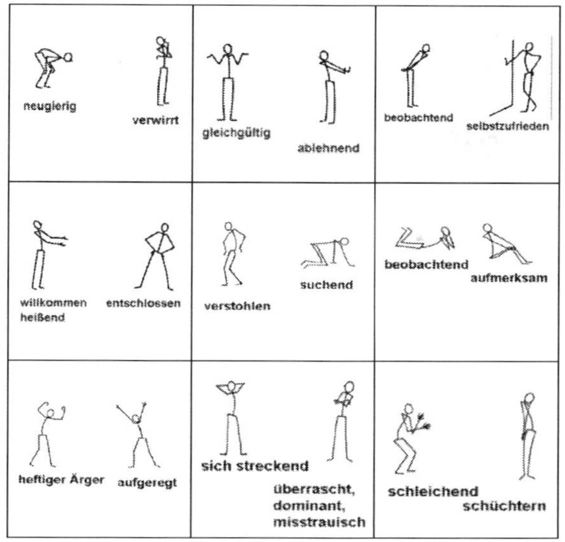

Bewegungsmuster werden gemessen:

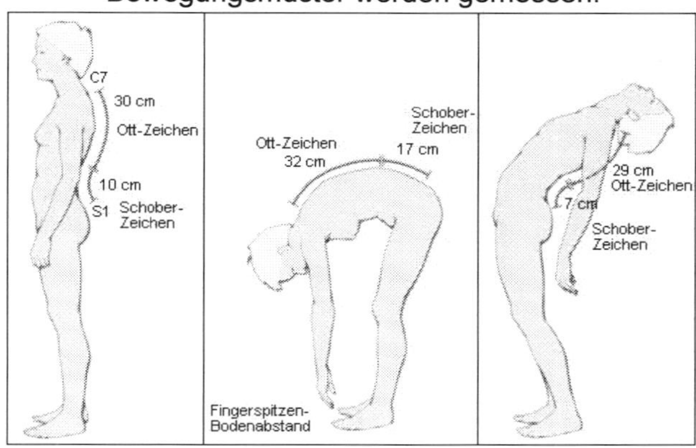

Schober-Zeichen: Die Beweglichkeit kann auch beurteilt werden durch Messen der Abstände in der Reihe der Dornfortsätze. Die Dornfortsätze jedes Wirbels zeichnen sich gut sichtbar unter der Haut ab. Bei Bewegungen verändern sich die Abstände. An der Lendenwirbelsäule wird im normalen Stand ein Punkt markiert, der 10 Zentimeter über dem ersten Kreuzbeindornfortsatz liegt. Dann werden die Veränderungen der Messstrecken bei der Vorwärts- und Rückwärtsneigung gemessen. Diese Untersuchung nennt sich Schober-Zeichen und ist bei gutachterlichen Prüfungen wichtig.

Ott-Zeichen: Dasselbe gilt für das Ott-Zeichen, das die Beweglichkeit im Bereich der Brustwirbelsäule misst. Die Messstrecke beginnt am 7. Halswirbeldornfortsatz und führt 30 Zentimeter in Richtung Steißbein. Auch hier werden die Änderungen der Messstrecke bei Bewegungen festgehalten.

Quellen:
http://www.payer.de/kommkulturen/

4. Forensische Osteologie

Bereits bei der Untersuchung eines relativ frischen Leichnams in Form einer Leichenschau oder Obduktion können Schwierigkeiten bei der Identifizierung oder der Feststellung der Todesursache auftreten. Diese Probleme werden bei stark zerstörten Leichen bzw. bei fortgeschrittener Fäulnis und Autolyse um so gravierender. Vor diesem Hintergrund bedeutet aus rechtsmedizinischer Sicht das Auffinden eines Skeletts, einzelner Knochen oder sogar nur von Knochenfragmenten einen Extremfall.

Da die Knochenstruktur im Gegensatz zu anderen Bestandteilen menschlicher und tierischer Körper sehr lange erhalten bleibt, lassen sich auch nach einem sehr langen postmortalen Zeitraum durch detaillierte Untersuchungen wertvolle Ergebnisse erzielen (Dürwald 1960).

Selbst nach Leichenbrand sind an den hitzeveränderten Knochenfragmenten noch wichtige Befunde zu erheben (Cattaneo 1999, Herrmann 1972 und 1977).

Die erste Fragestellung bei Knochenfunden ist immer, ob es sich um menschliche Knochen handelt. Nur wenn Humanspezifität festgestellt wird, folgen weitere forensisch-osteologische Fragen, u.a. nach Liegezeit (s. Kap. 4.2.), Verletzungsspuren (s. Kap. 4.3) und zur Identifizierung.

Zur persönlichen Identifizierung lassen sich zumindest an vollständig erhaltenen Knochen grundlegende anthropologische Parameter zur Bestimmung von Alter, Geschlecht und Körpergröße feststellen (s. Kap. 2). Weiterhin können Knochenfunde Hinweise auf personengebundene Merkmale, wie Konstitution, ethnische Zugehörigkeit (s. Kap. 3.1.6) und sogar typische Bewegungsmuster (s. Kap. 3.4) geben.

Darüber hinaus können sich aus Folgen von Verletzungen (z.B. verheilte Brüche), Erkrankungen (z.B. Kinderlähmung, Knochentumoren) oder ärztlichen Eingriffen (z.B. Trepanationen, Osteosynthesen) wichtige Anhaltspunkte für die Identität ergeben, falls sie zu Lebzeiten dokumentiert worden sind (z.B. Röntgenbilder zum Vergleich). Eine besondere Rolle kommt hierbei dem Zahnstatus zu, der aufgrund seiner hohen Spezifität in vielen Fällen eine Identitätssicherung ermöglicht. Das hat dazu geführt, dass sich die forensische Odontologie als sehr erfolgreiches eigenständiges Gebiet in den forensischen Wissenschaften herausgebildet hat.

Liegt ein (nahezu) vollständig erhaltener Schädel vor, kann ein Vergleich mit Fotos von vermissten Personen mit der sog. Bildmischung erfolgen (Helmer 1984). Gibt es keinen Anhaltspunkt für eine vermisste Person, kann eine Rekonstruktion der Gesichtsweichteile versucht werden, deren Ziel es ist, ein Fahndungsfoto zu erstellen (Iscan & Helmer 1993).

4.1. Frage der Humanspezifität

Vollständige Knochen sind zumeist ohne größeren Aufwand bereits makroskopisch humaner Herkunft oder einem Säugetier zuzuordnen. Bei Knochenfragmenten können je nach Größe und Form Sicherung oder Ausschluss der menschlichen Herkunft schwierig sein (Harsányi 1978).

Einige Knochen, z.B. Rippen zeigen sowohl beim Menschen als auch bei Säugetieren eine große interindividuelle Variabilität. Aus diesem Grund sollte für die vergleichend-anatomischen Untersuchungen möglichst eine große Menge an Vergleichsmaterial sowohl von menschlichen als auch von tierischen Skeletten vorliegen (Verhoff et al. 2002). Sind diese Voraussetzungen gegeben, gelingt in den meisten Fällen makroskopisch anhand der äußeren Struktur eine sichere Zuordnung auch von kleineren Fragmenten.

Gelingt eine Zuordnung u.a. aufgrund zuwenig Vergleichsmaterials nicht, sind möglicherweise an den gefundenen Fragmenten innere Strukturen zu erkennen, die tierische Knochen von menschlichen abgrenzen: Säugetierknochen weisen eine schmale dichtere Compacta und einen breiten Markraum ohne Spongiosa auf.

Histologische Untersuchungen können zur Absicherung der makroskopischen Befunde dienen, eine Entscheidungshilfe bei unklarer Makroskopie und Hinweise auf weitere Veränderungen geben. In Säugetierknochen fehlt eine geordnete Struktur der Osteonen, bzw. die konzentrische Anordnung der Osteocyten wie sie typischerweise beim Röhrenknochen des Menschen zu finden aber auch bei den platten Knochen noch zu erkennen ist. Neben der fehlenden Ordnung sprechen eine geringere Osteocytendichte und ein kleinerer mittlerer Durchmesser der Haversschen Kanäle für die mikroskopische Zuordnung als tierischer Knochen. Aber es sind Grenzen bei der eindeutigen Bestimmung gesetzt (Harsányi 1978), die u.a. auf der intraindividuellen Variabilität der inneren Knochenstruktur von Säugetieren beruhen (Giese 1908).

Zur weiteren technischen Absicherung oder bei morphologisch nicht (eindeutig) bestimmbaren Knochenfragmenten wurden früher Präzipitationsverfahren angewandt, wie der artspezifische Proteinnachweis nach Uhlenhuth oder modifiziert nach Ouchterlony. Heutzutage steht die Möglichkeit der DNA-Analyse zur Verfügung, wobei sich die mitochondriale DNA (mtDNA) aufgrund ihrer Stabilität und Anzahl in der Zelle besonders gut eignet. Als relativ einfache Prüfung der Humanspezifität auf mtDNA-Basis wird die Coamplifikation eines 259bp großen Abschnitts der HV1-Region (humanspezifisch) und eines 309bp großen Abschnitts des Cytochrom-B-Gens (bei allen Säugetieren vorhanden) versucht (Bataille et al. 1999). Bei menschlicher DNA erhält man somit zwei Banden und bei tierischer DNA eine. Allerdings kann die Degradierung selbst der mtDNA durch Dekomposition und andere Umstände (z.B. Wärmebehandlung) so weit fortgeschritten sein, dass keine Amplifikation mehr möglich ist (Verhoff et al. 2002).

Insgesamt kommt auch heutzutage noch der morphologischen (anatomisch-vergleichenden) Untersuchung zur Abgrenzung von Mensch- und Tierknochen die entscheidende Bedeutung zu, zumal sie oftmals als einzige Option verbleibt.

4.2. Feststellung der Liegezeit bei menschlichen Skelett- bzw. Knochenfunden - mit und ohne Weichteilreste (Taphonomie)

Für die forensische Osteologie sind Liegezeiten bis 30 Jahre (Verjährungsfrist bei Totschlag im besonders schweren Fall) bzw. im Bereich bis 50 Jahre (Mord) interessant. Würde eine mögliche Straftat länger zurückliegen, wäre die Chance sehr gering, eine noch lebende Person zur Rechenschaft ziehen zu können. Würde man als Untersucher also sicher ausschließen können, dass die Liegezeit eines Knochenfundes kürzer als 50 Jahre oder besser noch kürzer als 100 Jahre ist, könnte das Ermittlungsverfahren eingestellt werden bzw. würde gar nicht erst damit begonnen.

Die Beurteilung der Liegezeit gehört aber zu den schwierigsten Fragestellungen in der forensischen Osteologie. Grund dafür ist die große Variabilität der Dekompositionsvorgänge (Haglund 1997), die von zahlreichen Faktoren abhängig sind (Tab. 1 u. 2). Über die Oberflächenveränderungen an den Knochenfunden sind Rückschlüsse darauf möglich, welche Faktoren über die Zeit auf den Knochen eingewirkt haben (Tab. 3).

Tabelle 1: **Dekompositionsvorgänge** (modifiziert nach Henke & Rothe 1994)

Prozesse	**Faktoren und Mechanismen**
Verwesung / Fäulnis	Bakterien, Pilze, Invertebraten
Exartikulation / Abtransport	Säugetiere, Vögel, Fließgewässer
Chemische Prozesse	Grundwasser, Bodensäuren
Störung der Lagerung	Mensch, Tiere, Pflanzenwurzeln, Fließgewässer, Erdbewegungen
Exhumierung	Grabung, Erdbewegungen
Prozesse nach Exhumierung	Waschen, Sortieren, Transportieren, Lagerung

Tabelle 2: **Diageneseprozesse** am Knochen ohne Weichteilbedeckung.
+++: starker, ++: mäßiger, +: geringer, -: kaum/kein Einfluss auf den Erhalt der Knochensubstanz (aus: Henke & Rothe 1994)

Faktoren	Bodenlagerung		Moor	Oberflächen-lagerung
	feucht	trocken		
pH-Wert	++	-	+++	(Regen)
Feuchtigkeit	+	+	-	+
Temperatur	+	+	+	+++
Bodendruck	+	+	-	-
Stoffaustausch	+++	+	++	-
Mikroorganismen	+++	-	-	+
Liegezeit	++	-	++	+++
Makro-Aasverw.	-	-	-	+
UV-Licht	-	-	-	++
Wind	-	-	-	+
Windfracht	-	-	-	++

Tabelle 3: **Verursacher von Oberflächenläsionen auf Fossilien**
(aus: Henke & Rothe 1994)

Verursacher	**Art der Läsion (Auswahl)**
geothermische Prozesse	Brüche, Verdrückungen, Risse, Abschilferungen
geodynamische Prozesse	Brüche, Verdrückungen
Flugsand, Wasser	Treib- und Schleifspuren
Pflanzen, Bakterien	mäandernde Gravuren, Ätzspuren, Bohrkanäle
Tiere	Biß-, Fraß, Nage-, Bohr-, Trittspuren
Mensch – Grabungsgerät	Brüche, Schlagspuren
Mensch – Tierschlachtung	Kratz-, Schabe-, Schnitt-, Schlag-, Sägespuren
Mensch – Skelettwerkzeug	Brüche, Schlagspuren
Mensch – kultische und medizinische Handlungen	Brüche, Trepanationen, Schnitt-, Schlag-, Sägespuren

Bei historischen Funden können Ausrüstungsgegenstände, Beigaben etc. die archäologische Zuweisung zu definierten Kulturepochen gestatten. Ansonsten kann man sich manchmal an geologischen Leithorizonten orientieren (Berg et al.1981).

Bezüglich der Beurteilung der Liegezeit anhand von morphologischen Befunden wird in vielen Literaturstellen auf die notwendige „Erfahrung des Untersuchers" hingewiesen. Es ist aber fraglich, wie diese „Erfahrung" erlangt werden kann, da bei den meisten Funden eine Möglichkeit fehlt, die Liegezeit zu verifizieren.

Es ist nachvollziehbar, dass Parameter gesucht wurden und werden, welche die Liegezeit unabhängig von den Liegebedingungen wiedergeben (sog. absolute Datierungsmethoden). Die gängigen radiometrischen Methoden (bekannteste Radiocarbon - C14) sind für die Forensik unbrauchbar, da sie aufgrund der hohen Halbwertszeiten erst im Bereich von Jahrtausenden genaue Ergebnisse liefern. Erfolgversprechender scheint die Bestimmung von Strontium90 zu sein, das erst durch Atombombenexplosionen ab den 40er Jahren freigesetzt wurde; die Untersuchungen sind noch nicht abgeschlossen (Neis et al. 2001). Physikalische oder chemische Nachweismethoden (z.B. Fett-Transgression, Quantifizierung von Aminosäuren) haben sich grundsätzlich als zu ungenau erwiesen.

Alle absoluten Datierungsmethoden haben den Nachteil, dass sie aufwendig, teuer und materialverbrauchend sind. Auch mikroskopische Untersuchungen liefern keine verlässlichen Ergebnisse.

Neben der genauen Kenntnis von Fundumständen, Fundort und Umgebung kommt der morphologischen Befundung immer noch die entscheidende Bedeutung zu. Dabei sollten nach verschiedenen Autoren (Berg 1962, 1975, Herrmann 1981) die in den nachfolgenden Vorschlägen zur Vorgehensweise aufgeführten Veränderungen überprüft werden. Die Befunderhebung dient neben der Einschätzung der Liegezeit auch zur Beurteilung von möglichen Verletzungen (s. Kap. 4.3) und sollte möglichst in einem standardisierten Bogen dokumentiert werden (s. Kap. 4.4).

Vorgehensweise der Bearbeitung von Knochenfunden:

Makroskopische Sichtung des Fundes (in jedem Fall vor der Säuberung, keine invasive, das Material u.U. verändernde Technik vor der Sichtung durchführen wie z.B. Waschen und Ablösen von umgebender Substanz (Spuren gehen verloren), u.U. Einsatz der Lupe zur Oberflächenbetrachtung

Dokumentation: Photo

und

Sichtung der Dokumentation der ermittelnden Behörde (Photos, Lagepläne, Aussagen):

Klärung der **Sachverhalte**:

- **Fundort**:(Ort, Lage, in welcher Tiefe)
- **Fundumstände**: Wer, wie, wo, was, vor allem wann, Beifunde (umhüllendes, bzw. umgebendes Material) , verbracht von Hunden, Nagetieren u.a.
- **Einbauten**: Bekannt, ob früher Friedhof, Anatomie, Klinik usw. (alles was mit menschlichen Knochen zu tun hat, aber auch Schlachterei, Kloake usw.) in der Nähe oder unmittelbar vor Ort gewesen oder auch z.T. noch vorhanden

Festhalten der ersten, grundlegenden Befunde:

Geruch, vor oder nach Öffnen des übersandten Materials:
Rückschlüsse von Befunden auf das Liegemilieu: Erdlagerung oder Oberflächenlagerung, Schimmel-, Flechten- und Wurzelbewuchs

Äußerlich sichtbare Veränderungen:

- Weichteilreste, Haare, Textilspuren (Leder, Wolle, Baumwolle usw.)
- Fettwachs
- Brushit
- Knochen(grund)farbe
- Verfärbungen, Metallisierung
- Verdrückung, Verformung
- Impressionen von Fremdmaterial
- Oberflächenerhalt (Abblätterung, borkige Aufquellung), Porosierung der Gelenkflächen (Usuren), Rissbildungen
- Bewuchs: Pflanzen, Pilze (führt auch zu Oberflächenveränderungen)
- Hitzeeinwirkungen, Schmauchspuren
- Artefakte (Bergungsspuren, Verletzungen)
- (relatives) Gewicht (nach Trocknung) *Möglichkeit der Quantifizierung?*
- Bissspuren, Lokalisation und Ausmaß (zeitweise im Freien gelegen, Verschleppung)
- Fossilisierung, Sinterspuren

Offener Knochen (bereits so vorgefunden oder zur Untersuchung eröffnet)

- Zonenbildung, Farbschichten an der Sägefläche (Compacta)
- 20%HCL auf frische Sägefläche: Carbonatisierung durch lebhaftes Schäumen erkennbar
- UV-Fluoreszenz an der frischen Sägefläche
- Verfärbungen an den Innenwänden der Markhöhle und in der Spongiosa
- Demineralisierungsgrad
- Bewuchs: Wurzeln, Algen, Pilze, Fauna
- Fossilisierung
- Rarefizierung der Markhöhle, Spongiosa
- Fettwachs oder Mumifikationsrelikte in den Markhöhlen

<u>Knochenscheibe, Lichttisch, Stereolupe</u>

- Bohrkanäle (mikrobiologische Dekomposition)
- Fettwachs (Färbemethode?)
- Fettwachs in den Gefäßkanälen des Compactaquerschnitts

Auswertung der Befunde zur Liegezeitbestimmung

Berg (1962), hat 69 Skelette untersucht, davon 50 mit einer Liegezeit von unter 80 Jahren. Basierend auf diesen Ergebnissen hat er ein Zeitschema aufgestellt, das unter Berücksichtigung von 6 verschiedenen morphologischen Parametern eine Einschätzung der Liegezeit ermöglichen soll (Tab. 4).

Tabelle 4: **Korrelation der wichtigsten morphologischen Befunde mit der Liegezeit** (Berg 1962)

Liegezeit in Jahren	Fett-durch-tränkung	Weichteil-reste	Markhöh-lenfüllung	Fettwachs-relikte im Compacta-Querscnitt	UV-Fluoro-reszenz am frischen Sägeschnitt	Festig-keit
0-10	+	+	+	+	+	+
10-20	-	+	+	+	+	+
20-30	-	-	+	+	+	+
30-50	-	-	-	+	+	+
50-100	-	-	-	(+)	+	+
100-1000	-	-	-	-	(+)	(+)
über 1000	-	-	-	-	-	(+)

4.3 Verletzungsspuren am menschlichen Skelett – Identifikation und Analyse

Spuren äußerer Gewalt an menschlichen Skelett- und Knochenfunden sind vielfältig. Sie können mit oder ohne Fremdeinwirkung entstanden sein und spiegeln das Leben und die Gefahren vergangener Zeiten wider. Die Verletzungen können aber auch im Rahmen eines Straftat entstanden sein, die noch rekonstruierbar und gesetzlich zu ahnden ist (s. Kap. 4.2).

Werden an einem oder mehreren Knochen Veränderungen gefunden, die auf Verletzungen hinweisen, müssen die beiden Aspekte der **Entstehungsart** und der **Entstehungszeit** parallel bearbeitet werden. Für die Untersuchung von Verletzungen sind je nach Notwendigkeit außer der makroskopischen Betrachtung die Lupen- und Lichtmikroskopie, Radiologie, Computertomographie, Magnetresonanztomographie und die Rasterelektronenmikroskopie einzusetzen.

Die beobachteten Veränderungen sind nach anatomischer Lage, Größe und Beschaffenheit zu klassifizieren. Die Liegezeit des Skelettfundes lässt Rückschlüsse auf die Waffe bzw. das Objekt zu, mit welchen die Gewalt ausgeübt worden sein könnte. Archäologische Funde aus dem Zeithorizont erleichtern die Suche, grenzen die Möglichkeiten sinnvoll ein und bieten auch für zeitgenössische Funde ein wertvolles Vergleichsmaterial.

Grundsätzlich wird unterschieden nach scharfer, halbscharfer und stumpfer Gewalt und Spieß- oder Schussverletzungen (Herrmann et. al 1990, Ponsold 1967, Mueller 1975). Dabei können Übergänge der ausgeübten Gewalt und der daraus resultierenden Effekte je nach Einsatz der Waffe und Mehrfachverletzungen bei einem Individuum sowohl am Cranium als auch am Postcranium vorkommen (Tab. 1).

Tabelle 1: **Arten der Gewalt, Mechanismen und verursachende Waffen bzw. Objekte**

Gewalt	Mechanismus	Waffe/Objekt (Bsp.)	Effekte am Knochen
Scharfe	Schnitt	Klingen: Schwert, Messer; Pfeil, Bajonett, Schere Glassplitter	Schnittspuren
	Stich	wie bei Schnittverletzung	Stichkanal, Impression
Halb-scharfe	Hieb	Axt, Beil, Sichel, Sense Hacke, Speer, Schraubenzieher	Schnittspuren, Scharten, Abschläge, Brüche
	Sägen	Bandsägen, Kreissägen, Handsägen	Sägespuren
	Biss	Hunde, Raubkatzen	Bissspuren
Stumpfe	Stoß, Schlag, Sturz, Quetschung	Flächen, Stein, Keule, Werkzeug u.ä.	Brüche, Impressionen (geformt, nicht geformt) Schädel: Bruchsysteme, Lochbruch, Terrassenbruch Hämatominduzierte Formierung
Punktuelle	Spießung oder Schuss	Lanze, Pfeil, Kugel, Vögel	Trichterspuren alle Formen der stumpfen Gewalt

Bei allen Formen der Gewalt sind folgende Veränderungen in unterschiedlicher Ausprägungsform, ausgehend von einer oberflächlichen Prellung bis hin zur vollständigen Fraktur, möglich (Abb. 1):

Impressionen, Perforationen, Frakturen und Abschläge, z.B.:

a) unvollständige Abschläge, Kautarisierungen, Terassenbrüche

b) Lochbrüche, Trepanationen

c) Abschlagungen, vollständige Brüche mit oder ohne Dislokation, traumatische (Abb. 1) wie nicht traumatische Frakturen (Spontan- und Marschfraktur)

Abbildung 1: **Formen der Frakturierung** (modifiziert nach Herrmann et. al 1990)

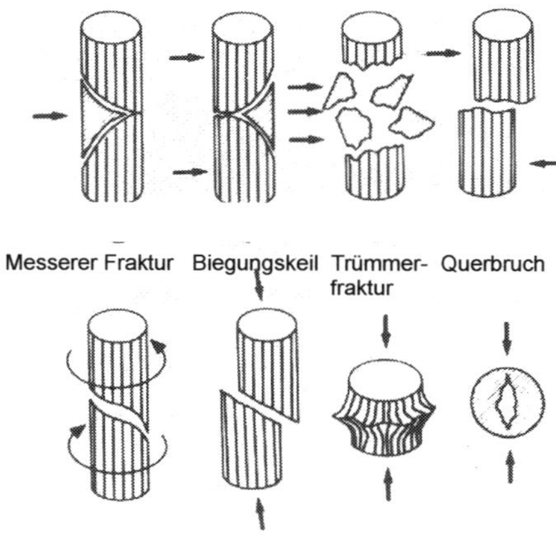

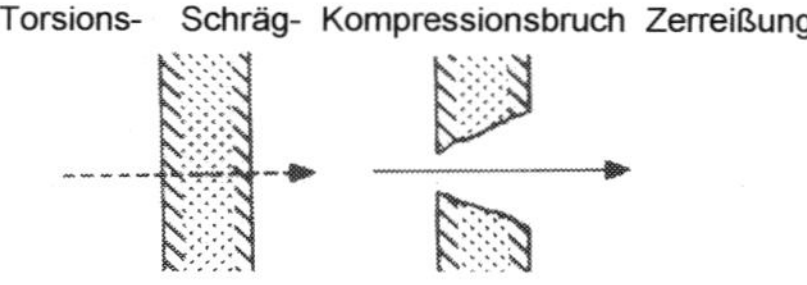

Schußrichtung und trichterförmiger Ausbruch bei Durchschuß (Schädel)

Im Allgemeinen finden sich bei Gewalteinwirkungen, je nach Intensität und Konstitution des Opfers, Weichteilverletzungen (Cutis und Subcutis, Muskulatur und Periost) bzw. Knochenverletzungen. Auch Gewalteinwirkung wie das Schütteln des Körpers und das Zerren bzw. Reißen an den Extremitäten kann deutliche Spuren am Knochen hinterlassen durch direkte Brüche oder Sehnenanrisse- bzw. -abrisse, desgleichen bei den Bändern bis hin zur Dislokation.

Indirekt können von Weichteilveränderungen, die zusätzlich Spuren am Knochen hinterlassen, Rückschlüsse auf die vormals eingewirkte Gewalt gezogen werden. Dabei muss die Abhängigkeit von der Länge des Heilungsprozesses nach erfolgter Verletzung beachtet werden, z.B. bei großflächigen, langjährig verheilten und nivellierten subperiostalen Hämatomen.

Ein lebendfrischer Knochen hat andere dynamische und statische Eigenschaften als schon in Dekomposition befindliche Knochen, insbesondere nach Erdlagerung.

Der Oberflächenzustand des Knochens ist entscheidend für die Befundung des Ausmaßes und der Genese des Defektes (Hunger & Leopold 1978).

An einem sich noch in vollständiger Integrität befindlichen Leichnam ist die zeitliche Einordnung von Verletzungsspuren im Bezug auf den Todeszeitpunkt verständlicherweise wesentlich genauer möglich als bei einem Skelett. In der forensischen Medizin werden die Begriffe „vital" und „postmortal" verwendet (Mueller 1975). Bei der entscheidenden Frage, ob eine Verletzung todesursächliche Bedeutung hatte, würden Vitälitätszeichen an knöchernen Verletzungen für einen deutlich vor dem Todeseintritt liegenden Zeitpunkt sprechen (s.u.). In der forensischen Osteologie hat es sich als zweckmäßiger erwiesen, die Begriffe „praemortal", „perimortal" und „postmortal" zu verwenden.

Bei jeglicher Beurteilung von Verletzungsspuren am Knochen ist es erforderlich, die Dekompositionszeichen exakt zu dokumentieren (s. Kap. 4.2). Denn sowohl bei Oberflächen- als auch bei Erdlagerung können Veränderungen infolge der Dekomposition zu Fehleinschätzungen bei der Zuordnung von Artefakten (vor allem Grabungsartefakte) als prae-, peri- und/oder postmortale Verletzungsspuren führen (Reichs 1997, Rathburn & Buikstra 1984).

Praemortal bedeutet, dass eine Verletzung vor dem Todeseintritt entstanden ist. Um dies am Knochen nachweisen zu können müssen bereits Verheilungs- und Umbauspuren im Sinne des bone remodelling vorhanden sein. D.h. die Verletzung unter Affektion des Knochengewebes, muss über einen längeren Zeitraum überlebt worden sein. Außer als Antwort auf direkte Knochenverletzungen können reaktive Knochenneubildungen auch als Antwort des Organismus auf Entzündung und Zerstörung von Weichteilgewebe entstanden sein.

Postmortale Veränderungen entstehen infolge intentioneller und nicht intentioneller Verlagerung durch Tiere oder Menschen, beim Bergen von Knochen, z.B. sog.

Grabungsartefakte und durch mannigfaltige Boden- und Oberflächenlagerungsbedingungen (Reichs 1997). Unterschiedliche postmortale Veränderungen können auf denselben Knochen zeitversetzt einwirken. Das wichtigste Kriterium ist, dass die Färbung der Schnitt- bzw. Bruchflächen deutlich heller ist als die der übrigen Knochenoberfläche. Weiterhin sprechen fehlende Zeichen von Dekomposition an Schnitt- bzw. Bruchflächen, bei vorhandenen Dekompositionszeichen am übrigen Knochengewebe, für eine postmortale Entstehung. Schnittkanten sind dann überwiegend scharf begrenzt. Bruchkanten gestalten sich mit zunehmendem postmortalen Intervall und fortgeschrittener Dekomposition unregelmäßiger, mit stumpfen Ecken, mit geringer Facettierung.

Es gibt auch Beschädigungen am Knochen, die grundsätzlich erst **postmortal** entstanden sein können, wie z.B. Tierfraßspuren, die abzugrenzen sind von letalen Verletzungen durch Tierbisse.

Zunächst müssen alle Verletzungsspuren, die nicht als prae- oder postmortal identifiziert werden können als **perimortal** angesehen werden. Bei als **perimortal** eingeordneten Verletzungen ist aus forensisch-osteologischer Sicht nicht auszuschließen, dass diese in zeitlichem Zusammenhang mit dem Todeseintritt entstanden sind. Eine mögliche Todesursächlichkeit muss unter Berücksichtigung von Lokalisation und Schwere der dazugehörigen Weichteilverletzungen diskutiert werden.

Perimortal enstandene Schnitt- und Bruchflächen zeigen meist dieselbe Färbung wie die übrige Knochenoberfläche, die Dekompositionszeichen sind vergleichbar. Schnitt- bzw. Bruchkanten sind weniger scharfkantig, zunehmend abgerundeter durch die fortschreitende Dekomposition und den Abrieb durch umgebendes Bodenmaterial. Die tieferen Schichten des Knochens absorbieren Bodenmineralien und andere Umgebungsbestandteile, z.B. Schwermetalle und vor allem Huminsäuren. Die gesamte Knochenoberfläche wird infiltriert einschließlich bestehender Bruch- und Schnittkanten.

Je kürzer postmortal bzw. je kürzer praemortal eine Verletzung entstanden ist, desto schwerer ist die Abgrenzung zu „perimortal“ möglich. Dieser gewissen Unschärfe trägt der Wortstamm „peri“ (= ringsumher, um...herum) Rechnung und macht ihn deshalb für die forensische Osteologie geeignet.

Formblatt zur Feststellung der Liegezeit bei menschlichen Skelett- bzw. Knochenfunden - mit und ohne Weichteilreste

Stand: Oktober 2002

Dr. M. A. Verhoff, Institut für Rechtsmedizin
Dr. K. Kreutz, Institut für Anthropologie
Justus-Liebig-Universität Gießen
Marcel.A.Verhoff@forens.med.uni-giessen.de

Befundblatt: K-Nr. ____________________

II Aufnahme der ersten Befunde

a) **Geruch**: vor oder nach dem Öffnen der „Fundtüte"
Knochen: trocken oder feucht, leicht oder schwer

b) **Äußerlich sichtbar**:
- Weichteilreste
- Haare
- Textilien u.ä.
- Verfärbungen allgemein
- Metallauflagerungen
- Fettwachsspuren, Mumifikationsrelikte in den Markhöhlen
- Verdrückung und/oder Verformung
- Impressionen von Fremdmaterial
- Artefakte (Zahnersatz u.ä.)
- Gewalteinwirkungen: Traumata, Bissspuren: Lokalisation und Ausmaß
- Spuren anderer pathologischer oder degenerativer Veränderungen

c) **Erhalt**:
- Spuren von Pflanzenwachstum, Flechten u.ä.
- Spalt- oder Rissbildungen, Brushit, Abblätterung (Verwitterung der Oberfläche), borkige Aufquellung u.ä.
- Gelenkflächenerhalt
- Sinterspuren
- Fossilisierung: Mineralisationsgrad
- Hitzeeinwirkung, Schmauchspuren

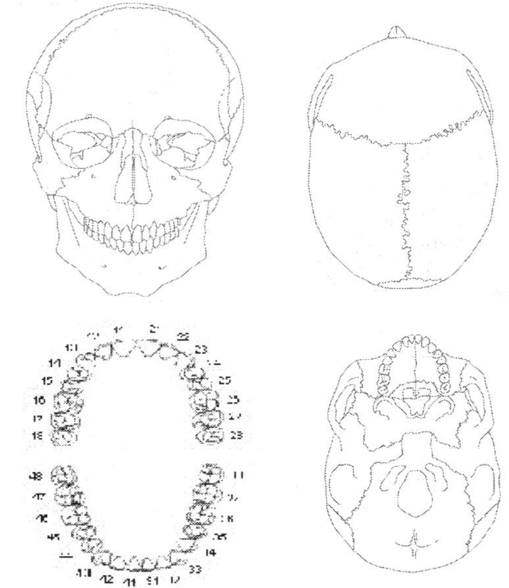

Fundbezeichnung:

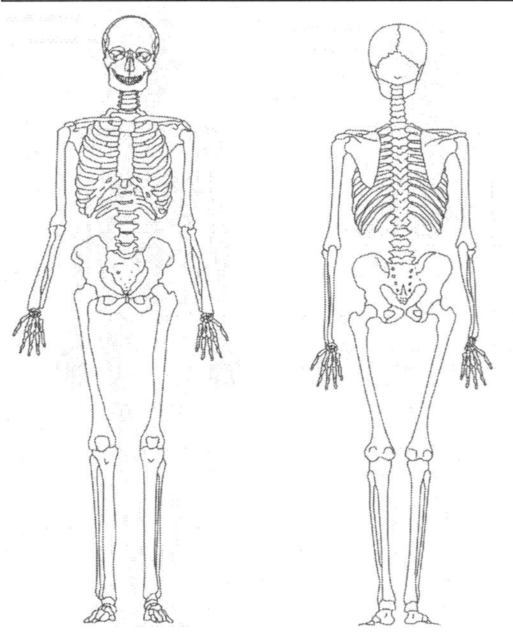

Alter: ca.____ Jahre;

Geschlecht: M W NB

Bemerkung:

Messungen:

Beurteilung nach makroskopischen Gesichtspunkten

Weitere Befunde:

Formblatt zur Feststellung der Liegezeit bei menschlichen Skelett- bzw. Knochenfunden - mit und ohne Weichteilreste

Stand: Oktober 2002

Dr. M. A. Verhoff, Institut für Rechtsmedizin
Dr. K. Kreutz, Institut für Anthropologie
Justus-Liebig-Universität Gießen
Marcel.A.Verhoff@forens.med.uni-giessen.de

Einsender: ______________________________

____

Aktenzeichen: ______________________________

K-Nr. ______________________________

Protokoll:

I Vorgehensweise der Bearbeitung:
(Keine Säuberung, bzw. Waschung, vor der Erstaufnahme und -befundung)

a) Makroskopische **Sichtung des Fundes**
b) **Dokumentation**: Photo o.ä.
c) **Sichtung der Dokumentation** der ermittelnden Behörde
d) Klärung vorliegender **Sachverhalte**: **Fundort** (Ort, Lage, vor allem in welcher Tiefe gefunden*) **Fundumstände** (Wer, wie (oberflächlich oder ergraben), wo, was, vor allem wann, Beifunde (umhüllendes, bzw. umgebendes Material), äußerliche Spuren von „Gewalteinwirkungen", z.B. verbracht von Hunden, Nagetieren u.a.).

***Bekannte Um- oder Einbauten:**
Ehemaliger Friedhof, Anatomie, Klinik usw. (alles, was u.U. im Zusammenhang mit menschlichen Knochen stehen kann, aber auch Schlachtereien, Abfallgruben usw.) in der Nähe oder unmittelbar vor Ort - gewesen oder noch z.T. vorhanden.

Weiterführende Diagnose notwendig ___, angeordnet ____ (wann: ____________)

DNA-Analyse, Histologie, Rasterelektronenmikroskopie, Röntgen, CT, MRT

Abschließende oder bis zur vollständigen Bearbeitung vorbehaltliche Diagnose nach erster Befundung:

Skelett bzw. Knochenfund: Erdgelagert oder __________________ gelagert
Liegezeit: mehr als _________ Jahre sicher oder wahrscheinlich nach Kenntnisnahme der Fundumstände und/ oder vorliegenden Indizien des Fundes selbst (s.o.).
Spuren von äußerer Gewalt feststellbar: __________________________
Praemortal ____, perimortal ____ oder postmortal _____
Fund wird weiter untersucht ___ oder Untersuchung ist abgeschlossen ___.
Befundung wird wie beschrieben abgeschlossen ____.

Ort / Datum: __________________ Unterschrift / Stempel: ____________________

5. Aufgaben und Funktionen ermittelnder Behörden – am Beispiel des Bundeskriminalamtes (BKA)

(wesentliche Anteile der Broschüre des BKA entnommen)

Wie bei jeder staatlichen Behörde unterliegen auch die Zuständigkeiten und Befugnisse des Bundeskriminalamtes (BKA) einer gesetzlichen Regelung. Das BKA arbeitet mit einem fest umrissenen rechtlichen Auftrag. Dieser findet sich im Grundgesetz und im „Gesetz über das BKA". Sitz dieser Bundesbehörde ist Wiesbaden. In Meckenheim bei Bonn und in Berlin sind weitere Standorte. Das Amt untersteht dem Bundesinnenministerium.

Laut Grundgesetz liegt die Polizeihoheit in Deutschland grundsätzlich bei den 16 Bundesländern. Das Bundeskriminalamt hat die Aufgabe als zentrale Kriminalpolizei in Deutschland die Verbrechensbekämpfung auf nationaler und internationaler Ebene zu koordinieren.

Das BKA hilft den Länderpolizeien darüber hinaus sich Doppelarbeit zu ersparen: Im Bundeskriminalamt werden zentrale Einrichtungen für die deutsche Polizei betrieben. Die wichtigsten Nachrichten der Polizeien laufen hier zusammen. Informationen über Straftaten und Straftäter liegen somit an zentraler Stelle.

Auch für die polizeiliche Kooperation in Europa und für die weltumspannende Zusammenarbeit hat das Bundeskriminalamt von Gesetzes wegen einen festen Auftrag (Staatsgrenzen sollen den Kampf gegen das Verbrechen nicht behindern).

Über das BKA lauft der gesamte Dienstverkehr der deutschen Polizei mit dem Ausland. So werden wichtige Informationen gebündelt und eine einheitliche rechtliche Handhabung gewährleistet.

Das BKA ermittelt in gesetzlich festgelegten, herausragenden internationalen Kriminalitätsfällen selbst oder immer dann, wenn von Seiten einer Staatsanwaltschaft -wegen der Bedeutung einer Straftat - ein entsprechender Auftrag vorliegt.

Auch der persönliche Schutz der Mitglieder der Verfassungsorgane des Bundes ist Sache des BKA.

Zentralstellen und Funktionen des BKA:

- Elektronischer Datenverbund INPOL
- Kriminaltechnische Einrichtungen
- Kriminaltechnische Forschung und Entwicklung
- Polizeiliche Kriminalstatistik für Deutschland
- Kriminalistisch-kriminologische Forschung
- Entwicklung polizeilicher Bekämpfungsmethoden
- Kriminalpolizeiliche Spezialausbildung
- Erstellung von kriminaltechnischen Gutachten für Polizei und Justiz
- Nachrichten- und Informationssammlung
- Erkennungsdienstliche Einrichtungen und Sammlungen

Strafverfolgung

Neben den Fällen, in denen das BKA wegen der Bedeutung der Sache vom Generalbundesanwalt oder von den Staatsanwaltschaften beauftragt wird, ist das BKA von Gesetzes wegen originär zuständig bei

- international organisiertem ungesetzlichem Handel von Waffen, Munition, Sprengstoffen oder Rauschgift
- international organisierter Herstellung oder Verbreitung von Falschgeld
- international organisierter Geldwäsche
- internationalem Terrorismus.

Bei herausragenden Straftaten wie Terrorismus, Extremismus, Spionage oder Wirtschaftsstraftaten kann das Bundeskriminalamt vom Generalbundesanwalt oder anderen Staatsanwaltschaften überdies einen Ermittlungsauftrag erhalten.

Bei politisch motivierten Angriffen gegen Mitglieder der Verfassungsorgane des Bundes oder gegen ausländische Staatsgäste wird das Bundeskriminalamt die Ermittlungen führen und die Fahndung koordinieren.

Bei vielen herausragenden Straftaten gegen die Innere Sicherheit in Deutschland wird das Bundeskriminalamt vom Bundesminister des Innern oder einer Staatsanwaltschaft mit der Strafverfolgung beauftragt. Meist sind diese Fälle so umfangreich, dass das BKA hierauf die Unterstützung aller Länderpolizeien angewiesen ist. Das BKA schützt in den Fällen die jeweiligen Zeugen, in denen es selbst für die Strafverfolgung zuständig ist.

6. Arbeitsfelder und –möglichkeiten

Gutachterliche Tätigkeiten am Beispiel der Foto-Identifikation

Der Einsatz von Kameras zur Überwachung und Dokumentation von öffentlichen Vorgängen hat in den letzen Jahren kontinuierlich zugenommen. Handelt es sich bei diesen Vorgängen um Straftaten (wie z.B. Banküberfälle) oder Ordnungswidrigkeiten (wie z.B. Geschwindigkeitsübertretungen), so besteht im Rahmen der gerichtlichen Bearbeitung der Bedarf nach einer sachgerechten Klärung, ob Bilder eines Täters auch tatsächlich den Tatverdächtigen zeigen. Generell kann aber in jedem Fall, in dem ein Bilddokument einer Person vorliegt, die Frage nach der Identität gestellt werden. Personen der Zeitgeschichte kommen damit ebenfalls für eine Identitätsprüfung in Betracht.

Von der „Arbeitsgruppe für anthropologische Identifikation lebender Personen auf Grund von Bilddokumenten" wurden Anfang 1999 im Auftrag der Deutschen Gesellschaft für Anthropologie e.V. Standards für die Begutachtung solcher Fälle erarbeitet. Diese sind in mehreren Fachzeitschriften veröffentlicht worden (Anthrop Anz 57/2, 185-191; Dt Autorecht 4/99, 188-189; Kriminalistik 4/99, 246-248; Neue Z Strafrecht 1999/5, 230-232; Rechtsmedizin (1999) 9, 152-154).

Standards für die anthropologische Identifikation lebender Personen nach Bildern (Grundlagen, Kriterien und Verfahrensregeln für Gutachten)

Fassung vom 15. 10. 2001, veröffentlicht in foto-identifikation.de. Erste Fassung veröffentlicht in: Anthropologischer Anzeiger 57/2: 185-191, Deutsches Autorecht 4/99: 188-189, Kriminalistik 4/99: 246-248, Neue Zeitschrift für Strafrecht NStZ 1999/5: 230-232, Rechtsmedizin 9: 152-154.

1. Arbeitsgruppe

Diese Standards wurden von folgenden Mitgliedern der AGIB "Arbeitsgruppe für die anthropologische Identifikation lebender Personen nach Bildern" in der Gesellschaft für Anthropologie eV erstellt: Dr Dieter Buhmann, Homburg/Saar; Prof Dr Richard P Helmer, Bonn und Remagen; Prof Dr Uwe Jaeger, Jena; Prof Dr Dr Hans W Jürgens, Kiel; Prof Dr Rainer Knussmann, Hamburg; Prof Dr Friedrich W Rösing, Ulm (Vorsitzender); Prof Dr Horst D Schmidt, Ulm; Prof Dr Johann Szilvassy, Wien; Prof

Dr Dr Gerfried Ziegelmayer, München, und von der Gruppe der heute 10 akkreditierten Gutachter (siehe *Netzseite* http://www.foto-identifikation.de/) überarbeitet. Beratende Mitglieder waren für das Qualitätsmanagement Wolfgang Grundgeir, Fa Pharos Ulm und für Rechtsgrundlagen Christine Hengstler, Leiterin der Rechtsabteilung des Universitätsklinikums Ulm.

2. Ziel

Das Ziel dieses Textes ist es, Auftraggebern, Beteiligten und Betroffenen eines Identitätsgutachtens ein Grundverständnis der wissenschaftlichen Prinzipien, Kriterien und Arbeitsregeln zu vermitteln, auch um die Qualität eines Gutachtens beurteilen zu können. Es ist hingegen nicht Ziel, hier eine Zusammenfassung der zugrundeliegenden wissenschaftlichen Methodik der morphologischen Anthropologie (ein Teil der größeren Humanbiologie) zu geben, dafür sei auf die unten zitierte Literatur verwiesen.

Inhaltlich geht es hier um die Identifikation Lebender, also sog. Foto- oder Vergleichsgutachten: eine Person wird z.B. von einer Überwachungskamera aufgenommen, und mit dieser Aufnahme soll eine lebende Person verglichen werden. Die Herkunft der Bilder ist meist eine Überwachungskamera im Schalterraum einer Bank oder eine Dokumentationskamera im Straßenverkehr. Andere humanbiologische oder kriminalistische Identifikationsverfahren sind nicht gemeint, also nicht die Skelettidentifikation oder der Vergleich von Fingerabdrücken.

3. Prinzip

Die Identifikation gründet auf dem Prinzip der Ähnlichkeit. Sie wird im allgemeinen ganzheitlich und rasch eingeschätzt und beurteilt, wobei es bei der Entscheidung zwischen identisch und nichtidentisch eine Tendenz zur Prägnanz gibt, d.h. zu einer Polarisierung zwischen den beiden Möglichkeiten. Beim wissenschaftlichen Identitätsgutachten werden diese drei Kriterien Ganzheitlichkeit, Geschwindigkeit und Prägnanztendenz vermieden. Es werden vielmehr möglichst detaillierte Einzelstrukturen benannt, die Analyse wird vor allem sorgfältig und nicht unbedingt schnell durchgeführt, und es sind viele Zwischenstufen der Ähnlichkeitseinschätzung möglich.

4. Rechtsgrundlagen

Das Erkennen von Gesichtern ist eine hoch entwickelte menschliche Grundfähigkeit. Insofern ist die Identifikation von Personen normaler Bestandteil polizeilicher wie staatsanwaltlicher Ermittlungsarbeit und prozessualer Beweisaufnahme. Wenn allerdings Identitätsaussagen strittig oder nicht eindeutig sind, ist ein wissenschaftliches Identitätsgutachten geboten. Dies gilt insbesondere im Strafprozess, da in diesem der Ermittlungsgrundsatz gilt. Er bedeutet, dass das Gericht von Amts wegen zur Erforschung der Wahrheit verpflichtet ist. Somit sind besonders hohe Anforderungen an die Beweisaufnahme zu stellen, da die unkritische Übernahme eines vermeintlich sicheren Wiedererkennens durch einen Zeugen oder einer vermeintlich sicheren wissenschaftlichen Identifikation eine Hauptursache von Fehlurteilen ist. Dies ist 1985 vom Bundesgerichtshof in einer Revisionsentscheidung mit Grundsatzcharakter bekräftigt worden; in einem einstimmig ergangenen Beschluss wurde eine Strafsache an das zuständige Landgericht zurück verwiesen, weil ein beantragtes Identitätsgutachten nicht eingeholt worden war.

Des Weiteren gilt der Grundsatz *in dubio pro reo* (im Zweifel für den Angeklagten), d.h. das Gericht darf keine Zweifel an der Täterschaft des Angeklagten haben. Diese Zweifel entfallen, sobald das Gericht die Täterschaft aufgrund des wissenschaftlichen Identitätsgutachtens als erwiesen ansieht.

5. Geräte

Für die Überwachung sind Fotos wegen der besseren Bildqualität besser geeignet als Videostandbilder. Bilddokumente, die mit starker Kameraüberhöhung gewonnen wurden, erschweren die bildvergleichenden Untersuchungen. Die Erkennbarkeit von Merkmalen kann durch schlechte Aufnahmen beeinträchtigt sein; das wird stets bei jedem Merkmal zusätzlich zur eigentlichen Ähnlichkeit der Form eingeschätzt. Für eine anthropologische Identifikation nach Bilddokumenten werden Vergleichsbilder des/der Verdächtigen gefertigt. Ein Vergleich sollte möglichst mit gleichen Medien vorgenommen werden, also Bild mit Bild und nicht Bild mit realer Person. Das Nachstellen von Bildern des Verdächtigen mit der Überwachungskamera ist grundsätzlich sinnvoll; Bilder von höherer Qualität als die Überwachungsfotos sollten zusätzlich gefertigt werden. Beim Geräteeinsatz sollte die Verhältnismäßigkeit beachtet werden: so sollten bei Strafverfahren alle sinnvollen Möglichkeiten genutzt werden, während bei Verfahren wegen Ordnungswidrigkeiten weniger aufwändig vorgegangen werden kann.

6. Merkmale

Grundsätzlich werden alle Merkmale der menschlichen Gestalt verwendet, die auf den Überwachungsfotos erkennbar sind. Besondere Aufmerksamkeit ist dem Gesicht zu widmen, außerdem dem Ohr. Neben solchen klassischen anthropologischen Merkmalen lassen sich oft auch persönlichkeitstypische Haltungen bzw. Bewegungen erkennen. Eine a-priori bzw. allgemeine Wahrscheinlichkeit von Merkmalen wie in der genetischen Abstammungsprüfung ist wegen der meist schlechten Quantifizierbarkeit und der meist unbekannten Bevölkerungshäufigkeit der morphologischen Merkmale nicht fassbar. Als Merkmal gilt nicht z.B. Nasenform (das ist eher ein übergeordneter Merkmals*komplex*), sondern detaillierter die Form des Nasenrückens, dann weiter deren Absetzung gegen Nasenspitze und Nasenwurzel etc. Nützlich ist die konzeptionelle Unterscheidung zwischen großräumigen und kleinräumigen Merkmalen. Eine Vielzahl von Fernmerkmalen ist für die anthropologisch-erbbiologische Vaterschaftsprüfung beschrieben, erforscht und praktisch genutzt worden. Dies ist eine der Grundlagen der wissenschaftlichen Identifikation nach Bildern.

7. Merkmalsausprägungen

Ein Merkmal wie z.B. Nasenrückenform kann Ausprägungen wie konvex, konkav, wellig oder gerade haben. Die Verteilung in der Bevölkerung ist wichtig, denn aus ihr sind die Wahrscheinlichkeiten für Übereinstimmung abzuleiten (s.u.). Merkmalsausprägungen können sich mit Reifung und Altern verändern; daher sollte auf Zeitunterschiede zwischen Bildern geachtet werden. Außerdem können Merkmale durch Maßnahmen wie Vermummung, Maskierung oder Kosmetik unkenntlich gemacht werden.

8. Begutachtung

Es ist nützlich, jedoch nicht unerlässlich, im Gutachten die Grundlagen der wissenschaftlichen Identifikation darzulegen. Unerlässlich ist dagegen die vollständige Behandlung all jener Merkmale, die im begutachteten Fall beurteilbar sind. Die einzelnen Merkmalsausprägungen sind detailliert zu beschreiben; dies dient der Nachvollziehbarkeit zur Beweisführung für oder gegen eine Identität. Dabei wird die übliche und veröffentlichte anthropologische Nomenklatur verwendet. Wenn Teilaufträge erteilt werden, z.B. nur über die Körperhöhe oder ein Ohr, sind Vorbehalte der eingeschränkten Verwertbarkeit anzuführen. Die Einzelschritte der Identifikationsarbeit, die angewandten Prinzipien und die Annahmen z.B. zur Bildinterpretation, Merkmalsausprägung oder Merkmalshäufigkeit, sind ins Gutachten aufzunehmen. Bei den Formulierungen sollte berücksichtigt werden, dass das Gutachten auch von anthropologischen Laien verstanden werden muss.

9. Vorauswahl

Für den Fall, dass Verdächtige wegen ihrer Ähnlichkeit zum abgelichteten Täter gefunden bzw benannt wurden, wird eine Vorauswahl (Vorselektion) aus der Bevölkerung vorgenommen. Folglich ist jeder der Benannten dem Täter ähnlich, und die Beurteilung der Ähnlichkeit mit Hilfe der Häufigkeit von Merkmalen in der Bevölkerung muss verändert werden: unähnlichen Merkmalen wird ein stärkeres Gewicht gegeben und der Grad der Übereinstimmung sowie die Seltenheit der betreffenden Merkmalsausprägung muss wesentlich höher sein als ohne Vorauswahl. Wichtig ist auch die Ähnlichkeit in unauffälligen Einzelheiten, insbesondere, wenn sie bei der Benennung durch Zeugen keine Rolle gespielt haben dürften.

10. Vorbehalte

Jede Identifikation steht unter dem Vorbehalt, dass keine engen Blutsverwandten des Verdächtigen bzw. Beschuldigten in Frage kommen. Der Vorbehalt ist im Gutachten zu nennen. Sollte doch ein Verwandter in Frage kommen, ist er am besten in die Beurteilung durch den Sachverständigen aufzunehmen.

Eine Identitätsprüfung steht auch unter dem Vorbehalt, dass keine Veränderung des Aussehens stattgefunden hat, die auf dem Bilddokument nicht erkennbar ist. Wenn dem Gutachter Vergleichsbilder zugeschickt wurden, ist der Vorbehalt zu erheben, dass das Bild tatsächlich die beanspruchte Person abbildet.

11. Wahrscheinlichkeit

Stets wird die Identitätswahrscheinlichkeit eingeschätzt. Sie ist abhängig von der Zahl der einbeziehbaren Merkmale und deren Häufigkeit in der Bevölkerung. Regeln der Mindestzahl von notwendigen Merkmalen gibt es bei der Identifikation nicht, denn die Zahl der notwendigen Merkmale hängt untrennbar mit deren Häufigkeit zusammen: Übereinstimmung in wenigen seltenen Merkmalen kann aussagekräftiger sein als Übereinstimmung in vielen häufigen Merkmalen. Die Wahrscheinlichkeit ist bei Fällen mit Vorauswahl (s.o.) wesentlich schwieriger einzuschätzen. Bei der Kombination von einzelnen Wahrscheinlichkeiten, ganz gleich, ob dies durch Rechnung oder Einschätzung geschieht, ist zu berücksichtigen, dass die meisten Merkmale der Gestalt des Menschen miteinander korrelieren. Viele anthropologische Merkmale lassen sich nur schwer quantifizieren, dann schätzt sie der Gutachter ein. Für das Endergebnis eines Gutachtens lassen sich nach Schwarzfischer Prädikatsklassen verwenden:

Identität mit an Sicherheit grenzender Wahrscheinlichkeit gegeben
Identität höchst wahrscheinlich
Identität sehr wahrscheinlich
Identität wahrscheinlich
Identität nicht entscheidbar
Nichtidentität wahrscheinlich
Nichtidentität sehr wahrscheinlich
Nichtidentität höchst wahrscheinlich
Nichtidentität mit an Sicherheit grenzender Wahrscheinlichkeit gegeben

Zusätzlich lassen sich Zwischenstufen verwenden wie z.B. "eher nicht identisch" oder auch Zahlen und Prozentspannen.

Vom Prinzip her ist der Identitätsausschluss einfacher als die Identitätsfeststellung: Ein Unterschied ist als Ausschluss zu werten. Aber auch dort ist eine Wahrscheinlichkeit bzw. Beweisgültigkeit einzuschätzen, weil die Sicherheit der

Erkennung von Merkmalen unterschiedlich ist, weil Merkmale sich verändern können und weil sie verändert werden können.

12. Gutachter

Die universitäre Ausbildungsgrundlage für einen sachverständigen Identitätsgutachter ist grundsätzlich ein Studium der Anthropologie oder der Medizin; bei amtlichen Ermittlern und Kriminalisten ist die Ausbildungsgrundlage dem Aufgabenfeld angeglichen, auf jeden Fall aber ebenfalls breit und gründlich. Die speziellere Grundlage ist die intensive Beschäftigung mit der menschlichen Gestalt (Morphologie). Wünschenswert ist weiterhin Ausbildung und Erfahrung auf dem Gebiet der anthropologisch-erbbiologischen Abstammungsprüfung. Eine spezielle Ausbildung und Einarbeitung in die morphologische Identitätsprüfung nach Bildern ist unerlässlich.

Stets muss sich der Gutachter der Grenzen der Identifikationsmethodik bewusst sein; es wird empfohlen, dies an geeigneten Stellen auch ausdrücklich zu formulieren. Die allgemeinen Anforderungen an einen Gutachter gelten auch für das Gebiet der Identifikation: er muss sich stets seiner Kompetenz und seiner Kompetenzgrenzen bewusst sein, muss mit höchster Sorgfalt arbeiten, vorsichtig schließen und vollkommen unabhängig bleiben.

Die Autoren dieser „Standards" sind die Gründungsmitglieder der "Arbeitsgruppe für die anthropologische Identifikation lebender Personen auf Grund von Bildern". Sie erfüllen die genannten Voraussetzungen und berücksichtigen alle hier formulierten Grundsätze. Die Mitglieder, die Gutachten erstatten, werden in der Netzseite (http://www.foto-identifikation.de/) aufgeführt. Neue Mitglieder werden nach Prüfung aufgenommen. Für die laufende Qualitätssicherung wird ein Ringtausch von Gutachten (Audit) veranstaltet. Auf Wunsch eines Gutachters wird auch ein laufendes Gutachten vor der Erstattung geprüft. Es bleibt ausdrücklich vorbehalten, diese Standards für die Identifizierung auf Grund neuer Ergebnisse in Forschung und Praxis weiter zu entwickeln.

7. Literatur

1. Bataille M, Crainic K, Leterreux M, Durigon M, de Mazancourt P (1999) Multiplex amplification of mitochondrial DNA for human and species identification in forensic evaluation. Forensic Sci Int 99:165-170
2. Becker P (1992) Vom "Haltlosen" zur "Bestie" – Das polizeiliche Bild des "Verbrechers" im 19. Jahrhundert. In: Lüdtke A (Hrsg.): "Sicherheit" und "Wohlfahrt". Polizei, Gesellschaft und Herrschaft im 19. und 20. Jahrhundert. Frankfurt/M: 97-132
3. Berg S (1962) Zur Todeszeitbestimmung bei Skelettfunden. Beitr Ger Med 22: 18-30
4. Berg S (1975) Leichenzersetzung und Leichenzerstörung. In: Mueller B (Hrsg.) Gerichtliche Medizin. Springer Verlag, Berlin, Heidelberg, New York: 62-106
5. Berg S, Rolle R, Seemann H (1981) Der Archäologe und der Tod. Verlag C J Bucher, München und Luzern
6. Bernhard W & Jung K (1998) Sportanthropologie: Fragestellungen, Methoden und Ergebnisse am Beispiel der Laufdisziplinen und des alpinen Skisports. Gustav Fischer Verlag, Stuttgart, Jena, Lübeck: 4-15 und 65-67
7. Bertillon A (1985) Gerichtliche Photographie, Halle/Saale 1895 (Paris 1890)
8. Cahillou MacAuliffe (1911) zitiert nach Bernhard & Jung 1998
9. Cattaneo C, DiMartino S, Scali S, Craig OE, Grandi M, Sokol RJ (1999) Determing the human origin of fragments of burnt bone: a comparative study of histological, immunological and DNA techniques. Forensic Sci Int 102: 181-191
10. Conrad K (1941) Die Konstitutionstypen als genetisches Problem. Springer Verlag, Berlin
11. Conrad K (1963) Der Konstitutionstypus. 2. Aufl. Springer Verlag, Berlin, Göttingen, Heidelberg
12. De Giovanni (1891) zitiert nach Bernhard & Jung 1998
13. Dürwald W (1960) Die forensische Osteologie. In: Prokop O (Hrsg.) Lehrbuch der gerichtlichen Medizin. VEB Verlag Volk und Gesundheit, Berlin
14. Eickstedt E v 1944 Die Forschung am Menschen. Zweiter Teil: Physiologische und morphologische Anthropologie. Gustav Fischer Verlag, Stuttgart
15. Ekman & Friesen (1978) Facial action coding systmen. Psychologists Press, Palo Alto
16. Ferembach D, Schwidetzky I, Stloukal M (1979) Empfehlungen für die Alters- und Geschlechtsdiagnose am Skelett. Homo 30: 1-32
17. Findeisen DGR, Linke P-G, Pickenhain L (1976) Grundlagen der Sportmedizin. Barth, Leipzig
18. Giese E (1908) Über die Diagnose der Herkunft von Knochenfragmenten in forensischer Beziehung durch vergleichende histologische Untersuchung. Vjschr gerichtl Med 38: 27-37
19. Haglund WD, Sorg MH (ed.) (1997) Forensic taphonomy. CRC Press, Boca Raton, Florida

20. Harsányi L (1978) Unterscheidung von Menschen- und Tierknochen. In: Hunger & Leopold (Hrsg.) Identifikation. Springer Verlag, Berlin: 100-112

21. Hautvast (1967) Growth changes in the human head, face and stature. Habilitationsschrift, Universität Nijmegen/Niederlande

22. Helmer RP (1984) Schädelidentifizierung durch elektronische Bildmischung. Kriminalistik Verlag, Heidelberg

23. Helmer RP, Röhricht S, Petersen D, Möhr F (1993) Assessment of the reliability of facial reconstruction. In Iscan M Y, Helmer R P (Hrsg.) Forensic analyses of the skull: craniofacial analysis, reconstruction, and identification. Wiley-Liss, New York, Chapter 17: 229-246

24. Henke W, Rothe H (1994) Paläoanthropologie. Springer Verlag, Berlin, Heidelberg, New York

25. Herrmann B (1972) Zur Beurteilung von Kohlenstoffverfärbungen bei Leichenbränden. Ausgr u Funde 17: 275-277

26. Herrmann B (1977) Über die Abhängigkeit der Schrumpfung vom Mineralgehalt bei experimentell verbrannten Knochen. Anthrop Anz 36: 7-12

27. Herrmann B (1981) Eine Möglichkeit der makroskopischen Fehlbeurteilung von Dekompositionserscheinungen des Knochens. Z Rechtsmed 87: 275-278

28. Herrmann B, Grupe G, Hummel S, Piepenbrink H (1990) Prähistorische Anthropologie. Leitfaden der Feld- und Labormethode. Springer Verlag, Berlin, Heidelberg, New York, London

29. Hunger H, Leopold D (1978) Identifikation. Springer Verlag, Berlin, Heidelberg, New York, London

30. Iscan MY, Helmer RP (1993) Forensic analysis of the scull: craniofacial analysis, reconstruction and identification. Wiley-Liss Verlag, New York

31. Izard CE (1979) Emotions in personality and psychopathology. Plenum Press New York

32. Jürgens U., Ploog D (1970) Cerebral representation of vocalization in the squirrell monkey. Exp Brain Res 10: 532-554

33. Kaiser S, Wehrle T (1992) Automated Coding of Facial Behavior in Human-Computer - Interactions with FACS. J Nonverb Beh 16: 67-83

34. Karolyi L v (1971) Anthropometrie. Gustav Fischer Verlag, Stuttgart

35. Knussmann R (1968) Die Körperbautypologie als biometrische Aufgabe. Biometr Z 10: 199-215

36. Knussmann R (1980) Vergleichende Biologie des Menschen. Lehrbuch der Anthropologie und Humangenetik. 2. Aufl. 1996. Gustav Fischer Verlag, Stuttgart, New York.

37. Knussmann R (1983) Die vergleichende morphologische Analyse als Identitätsnachweis. Strafverteidiger 3:127-129

38. Knussmann R (1988) Die morphologische Identitätsprüfung. In: Knussmann R (Hrsg.) Anthropologie. Bd. I/1. Gustav Fischer Verlag, Stuttgart: 389-407

39. Knussmann R (1991) Zur Wahrscheinlichkeitsaussage im morphologischen Identitätsgutachten. NStZ 11:175-177

40. Knussmann R (1996) 2. Der Entwicklungsverlauf in Kindheit und Jugend. In Knussmann R: Vergleichende Biologie des Menschen: Lehrbuch der Anthropologie und Humangenetik. Gustav Fischer Verlag, Stuttgart: 169-196

41. Knussmann R (1996) Probleme bei der Identifikation Lebender. Vortragsmanuskript 4 S, Tagung der Gesellschaft für Anthropologie, Berlin

42. Kretschmer E (1921) Körperbau und Charakter. Springer Verlag, Berlin

43. Kretschmer E (1955) Körperbau und Charakter. 22. Aufl. Springer Verlag, Berlin, Heidelberg

44. Kretschmer E (1977) Körperbau und Charakter: Untersuchungen zum Konstitutionsproblem und zur Lehre von den Temperamenten. Springer Verlag, Berlin 26. Aufl. (1. Aufl. 1931)

45. Kreutz K (1997) Ätiologie und Epidemiologie von Erkrankungen des Kindesalters bei der bajuwarischen Population von Straubing (Niederbayern). Band I. Cuvillier, Göttingen

46. Kreutz K, Verhoff MA (2002) Facial identification of children regarding age dependent changes of the human face and their influence on individual identification. The 10th meeting of the International Association for the Craniofacial Identification vom 11.-13. September 2002 in Bari/Italy (lecture)

47. Kunter M (1988) Methoden der Rekonstruktion, Konservierung und Reproduktion. In: Knussmann R (Hrsg.) Anthropologie. Handbuch der vergleichenden Biologie des Menschen, Bd. 1: Methoden. Gustav Fischer Verlag, Stuttgart: 551-615.

48. MacAuliffe L (1925) Les origines de la morphologie humaine. Bull Soc Formes Hum Paris III

49. Manouvrier (1902) zitiert nach Bernhard & Jung 1998.

50. Martin R (1921) Lehrbuch der Anthropologie. Gustav Fischer Verlag, Jena

51. Martin R (1929) Anthropometrie. Gustav Fischer Verlag, Jena

52. Mueller. B. (1975) Gerichtliche Medizin. Springer Verlag, Berlin, Heidelberg, New York

53. Neis P, Paschke M, Pilwat G, Hille R (2001) Liegezeitbestimmung an Knochen mittels Strontium90. In: Oehmichen M, Geserick G (Hrsg.) Osteologische Identifikation und Altersschätzung. Research in Legal Medicine 26. Schmidt-Römhild Verlag, Lübeck

54. Pöch (1916) II. Bericht über die von der Wiener Anthropologischen Gesellschaft in den k. und k. Kriegsgefangenenlagern veranlaßten Studien. Mitt Anthrop Ges Wien 46:107-131

55. Pöch (1924) zitiert nach Karolyi 1971

56. Ponsold A (1967) Lehrbuch der Gerichtlichen Medizin. Georg Thieme Verlag, Stuttgart

57. Rathburn TA, Buikstra JE (ed.) (1984) Human identification – case studies in forensic anthropology. Charles C Thomas Publisher, Springfield, Illinois

58. Reichs K. (1997) Forensic osteology: advances in the identification of human remains. Charles C. Thomas Verlag, Springfield

59. Restan (1826) zitiert nach Bernhard & Jung 1998.

60. Ritz S, Kaatsch H-J (1996) Methoden der Alterbestimmung an lebenden Personen: Möglichkeiten, Grenzen, Zulässigkeit und ethische Vertretbarkeit. Rechtsmedizin 6: 171-176.

61. Rost W (1990) Emotionen. Elixiere des Lebens. Springer Verlag, Berlin: 98-113

62. Scheflen AE (1972) Körpersprache und soziale Ordnung, Gustav Fischer Verlag, Stuttgart

63. Scheflen, AE (1974) How behavior means. Doubleday, New York

64. Scheidt W (1966) Der Mensch. Naturgeschichte seines Verhaltens. Urban & Schwarzenberg, München, Berlin, Wien

65. Schmeling A, H-J Kaatsch, Marré B, Reisinger W, Riepert T, Ritz-Timme S, Rösing FW, Rötzscher K, Geserick G (2001a) Empfehlungen für die Altersdiagnostik bei Lebenden im Strafverfahren. Rechtsmedizin 11: 1-3

66. Schmeling A, Olze A, Reisinger W, Geserick G (2001b) Der Einfluss der Ethnie auf die bei strafrechtlichen Altersschätzungen untersuchten Merkmale. Rechtsmedizin 11: 78-81

67. Schultz M (1987) Spuren unspezifischer Entzündungen an prähistorischen und historischen Schädeln. Habilitationsschrift der Medizinischen Fakultät der Univerisität Göttingen

68. Schultz M (1988) Paläopathologische Diagnostik. In: Knussmann R (Hrsg.) Anthropologie. Handbuch der vergleichenden Biologie des Menschen 1 Methoden. Gustav Fischer Verlag, Stuttgart: 480-496

69. Schultz M (1993) Vestiges of non-specific inflammations of the skull in prehistoric and historic populations. A contribution to palaeopathology. Anthropologische Beiträge 4A/B. Aesch BL

70. Schwarzfischer F (1992) Identifizierung durch Vergleich von Körpermerkmalen, insbesondere anhand von Lichtbildern. In: Kure E, Störtzer O, Timm J (Hrsg.) Kriminalistik. Handbuch für Praxis und Wissenschaft, Bd. I: 735-761

71. Sekula A (1989) The body and the archive. In: Richard Bolton (ed.) The Contest of Meaning: Critical Histories of Photography. Cambridge/Mass. und London 1989: 343 – 388. Zuerst in: October, Nr. 36, 1986, S. 3 – 64

72. Sheldon WH (1942) The varieties of temperament. A psychology of constitutional differences. Academic Press, New York

73. Sheldon WH Stevens SS Tucker WP (1940) The varieties of human physique. An introduction of constitutional psychology. Academic Press, New York

74. Sigaud C (1914) La forme humaine. Paris

75. Sjøvold TH (1988) Geschlechtsdiagnose am Skelett. In: Knussmann R (Hrsg.) Handbuch der vergleichenden Biologie des Menschen, Bd. I/1 Gustav Fischer Verlag, Stuttgart: 444-480

76. Speckmann EJ & Wittkowski W (1998) Bau und Funktionselemente des menschlichen Körpers. Urban und Schwarzenberg, München, Wien, Baltimore

77. Steitz E (1993) Die Evolution des Menschen. Schweizerbart, Stuttgart, 3. Auflage

78. Steward TD (1979) Essentials of forensic anthropology. Charles C Thomas Publisher, Springfield, Illinois

79. Stloukal M & Hanáková H (1978) Die Länge der Längsknochen altslawischer Bevölkerungen unter besonderer Berücksichtigung der Wachstumsfragen. Homo 29: 53-69

80. Strömgren (1937) Über anthropometrische Indices zur Unterscheidung von Körperbautypen. Zbl Ges Neurol Psychiat 159: 75

81. Szilvássy J (1988) Altersdiagnose am Skelett. In: Knussmann R (Hrsg.) Handbuch der vergleichenden Biologie des Menschen. Bd. I/1 Gustav Fischer Verlag, Stuttgart: 21-443

82. Tagg, John (1993) The Burden of Representation. Essays on Photographies and Histories. Houndmills und London, zuerst 1988

83. Verhoff MA, Heidorn F, Kreutz K (2002) Die interindividuelle morphologische Variabilität als Ursache von Fehldeutungen in der forensischen Osteologie am Beispiel einer Rippe. Arch Kriminol 210: 112-120

84. Viola G (1909) Il metodo antropometrico "di deformazione" per la classificazione clinica dei tipi morfologici. Padova

85. Wehrle T (1994) Eine Methode zur psychologischen Modellierung und Simulation von autonomen Agenten. Dissertation, Philosophische Fakultät I, Universität Zürich

86. Wehrle T (1996). Computer simulation of appraisal theories. Abstracts of the XXVI International Congress of Psychology. Int J Psychol 31: 484

87. Ziegelmayer (1971) zitiert nach Karolyi 1971